古中医养生智慧

任之堂悟道中医丛书

余 浩

（任之堂主人）

编著

全国百佳图书出版单位

中国中医药出版社

·北 京·

图书在版编目（CIP）数据

古中医养生智慧 / 余浩编著 . -- 北京 : 中国中医
药出版社 , 2024. 11. --（任之堂悟道中医丛书）.
ISBN 978-7-5132-9076-0

Ⅰ . R212

中国国家版本馆 CIP 数据核字第 2024P31G03 号

中国中医药出版社出版

北京经济技术开发区科创十三街 31 号院二区 8 号楼
邮政编码　100176
传真　010-64405721
保定市中画美凯印刷有限公司印刷
各地新华书店经销

开本 710×1000　1/16　印张 11.5　字数 186 千字
2024 年 11 月第 1 版　2024 年 11 月第 1 次印刷
书号　ISBN 978-7-5132-9076-0

定价　59.00 元
网址　www.cptcm.com

服 务 热 线　**010-64405510**
购 书 热 线　**010-89535836**
维 权 打 假　**010-64405753**

微信服务号　**zgzyycbs**
微商城网址　**https://kdt.im/LIdUGr**
官 方 微 博　**http://e.weibo.com/cptcm**
天猫旗舰店网址　**https://zgzyycbs.tmall.com**

如有印装质量问题请与本社出版部联系（010-64405510）

出版说明

～

学习中医不易，然而学好中医自有其关窍：一是熟读经典。书读百遍，其义自见。只有熟到将中医经典内化成自己的知识和思想，到临床时方能信手拈来，应用自如。二是早临床，多临床。只有通过临床实践才能体会中医如何认识疾病、如何治疗疾病、如何取效。三是多思考，多体悟。学习中医需要悟性。悟性为何？悟性是指对事物的感知力、思考力、洞察力，主要指对事物的理解能力和分析能力。悟性并非完全由先天禀赋所定，后天的培养也非常重要。怎样才能学好中医，开启学习中医的悟性？本套"任之堂悟道中医丛书"试图从经典、临床和思悟等几方面为大家打开思路，提供一点灵感和启迪。

余浩，网名任之堂主人，自幼随祖辈学医，后就读于湖北中医药大学（原湖北中医学院），毕业后扎根基层，访名师，参道学，将中国古典哲学融入中医理论之中，创立阴阳九针等新疗法，用于治疗各种疑难杂症，颇有心得。余浩在湖北十堰创立任之堂中医门诊部，每天坐诊看病，边临床，边带徒，教学相长，在多年的传统中医带教过程中，他和弟子将对中医的体悟、学习的收获记录成册，陆续出版了多本任之堂系列图书，受到广大读者的好评。此次我们选择其中的《任之堂医经心悟记——医门话头参究》《任之堂医理悟真记》《任之堂师徒问答录》《任之堂医案讲习录》《任之堂学药记——当民间中医遇到神农传人》《万病之源——任之堂解说不可不知的养生误区》六本著作进行修订再版，作为本套丛书的第一辑。

本套丛书的第二辑包括《任之堂临床中药心悟1》《任之堂临床中药心悟2》《任之堂古中医学启蒙》《任之堂道医脉法传真》《古中医养生智慧》，此五本著作为首次出版，是任之堂主人余浩近年的最新力作。

希望本套丛书能够成为大家学习、体悟中医道路上的良师益友。

出版者
2024 年 9 月

自序

太极生两仪，两仪生四象，四象生八卦。古中医的四象，源自易经思想和道家文化。笔者立志弘扬古中医学，将升降开阖理论与古中医四象理论结合起来，以《清静经》疗心，借八部金刚功强身，运用伤寒后遗方等古中医良方，用于临床治疗疾病，为中风后遗症、不孕不育症，以及因外感不愈所致的各类疑难杂症患者解除了病痛，取得了较好的效果。

去年应大家之邀，笔者从古中医的角度，分十二堂课系统阐释了中医养生之要旨，期望大家能明晰养生之道，静心悟道，踏实生活，身康寿长。

本书由笔者的养生课程授课内容整理而成。在授课期间，部分内容借鉴了刘仁老师的思想。刘仁老师是古代史专业博士，专攻传统文化，造诣颇深，他自学中医，将传统文化与中医学充分融合，参透了中医养生治病之"道"。临床上，他针药并用治疗疑难杂症，疗效甚佳。笔者与刘仁老师神交已久，曾有幸于北京拜访，两天两夜的抵足畅谈，加深了笔者对传统文化和中医的认知。

本书得以与大家见面，我由衷地感谢刘仁老师！鉴于中医文化源远流长，本人实修尚浅，当下分享的内容仅属初窥门径，愿借此书抛砖引玉，广交天下中医友人，共同为弘扬中医文化而奋进！是以为序。

余浩

2024 年 7 月书于应心宿

目 录

第五讲 ◇ 养生重点之养形

第九讲 ◇ 通过望诊判断身体状态

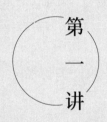

第一讲

人体生命活动
的运作原理

我们每个人都希望自己健康长寿，想要健康长寿，养生就是一个绕不开的话题。谈到养生，你会发现，自己身边充斥着各种各样的养生知识和产品，这些方法有没有用呢？如果没有用，就不会流传，因此，所有的养生方法基本上都有用。既然都有用，为什么要搞这么复杂、这么多呢？因为每一种养生方法都只适用于一部分人，比如有些人打太极，有些人晨跑，有些人站桩，有些人辟谷，有些人吃素，有些人钓鱼……各种各样，五花八门。

我们都想长寿，怎样找到适合自己的养生方式呢？这需要我们去思考养生的原理，弄清楚原理之后再去养生，这样就不会一窝蜂地追逐热点。我们一定要知其然、知其所以然，明理之后才可以有的放矢。

今天给大家讲第一课：人体生命活动的运作机制。看起来简单的一句话，其实是个大话题，生命活动怎么运作，要想讲透很难，我尽量把自己对生命活动的理解分享给大家。

一、人有三宝——精、气、神

1. "休"字里面几个"人"？

我先来讲一个字，休息的"休"，单人旁，右边一个木头的"木"，对于这个字，我的道家师父张至顺道长在很多场合都讲过，他第一次来武当山和我见面的时候，问我：

"休息的'休'你知道怎么写吗？"

我答："休息的'休'不是单人旁，旁边一个木头的"木"吗？"

张道长又问："有几个'人'呢？"

我答："一个'人'加一个'木'啊。"

张道长再问："究竟几个'人'呢？"

我答："一个'人'啊。"

老道长当时就说："唉！小伙子，悟性不够！"

我当时也没有深入思考就说，后来才发现休息的"休"不是一个"人"，是两个"人"，左边是单人旁是一个"人"，右边一个木头的"木"，一横一竖中间还有一个"人"，所以是两个"人"。

那么各位，你们晚上躺在床上休息的时候，有没有一种感觉，你的肉体躺在床上休息，但你大脑中的那个人一直没有休息，他到处跑，有时干活儿，有时和别人打架，画面还非常清晰，当你做梦的时候，是不是很有画面感？显得还很真实。你躺在床上休息，梦中的那个人是谁呢？这个弄明白清楚了，才真正对人体的运作机制有点感觉，不知大家有没有体会过这种情况。

2.看不见的那个"人"

"休"字是两个"人"，一个是我们能看到肉体的这个人，还有看不见的那个"人"，我们把他称作"神"。如果不好理解，我们来举个例子。一辆车在马路上行驶，车子能正常行驶有这么几个条件：第一，车的性能正常，如果车坏了就不能行驶；第二，开车的司机正常，如果司机没驾照、酒后开车或身体不适，那么车就没法正常行驶。只有司机和车两者都正常，车才能正常行驶。

我们只看到肉体的人，而没看到神，就像我们只看到马路上车在动，而没看到司机在操控车。其实司机比车更重要，因为是司机在操控车，如果没有司机，车就是死物，是动不了的，人也一样，我们的肉体里面是什么呢？里面是我们的心意识这个神，它在控制我们的肉体，这个心意识的神就像司机，而我们的肉体就是这部车。

3.养生要内外双修

我们谈养生的时候，经常谈的是吃什么，比如补肾的、祛湿的、补血的、活血的、疏肝的、补脾的、开胃的食物或者药物。我们吃菜、喝酒，都是为了满足我们肉体的需求，让肉体在食物的充养下长得更健壮一些。那么大家想过没有，人的肉体就和车一样，车要经常养护，但你有没有养护好司机呢？车养护得再好，司机喝醉酒了去开，照样开不好，车即使没有清洗、没有打蜡，没有保养得很漂亮，但是车的性能是好的，司机也正常，照样开得很好。平时我们都很重视车的养护，而忽略了司机的重要性，养生也一样，我们常常重视肉体的养护，而忽视了肉体里面那个"司机"的养护。儒家有句话"修身齐家治国平天下"，这里的"修身"不是修肉体，而是修内在的"我"，修内在的心。"腹有诗书气自华"，修的是我们内在的东西。

有个俗语"人不为己，天诛地灭"，很多普通老百姓认为，人要自私点，人不为己，天诛地灭，说你都不为自己考虑，不自己照顾好自己，老天爷都不饶你。真实意思："为"不读 wèi（第四声），读 wéi（第三声），大家可以百度下"为"是什么意思？"为"是改变的意思。就是人不改变自己内在，不修身，将天诛地灭。如果一个人不修身，不改变内在，我行我素，不遵循道，最终将英年早逝。"天诛地灭"并不是说老天爷把他杀了，而是当一个人的心神静不下来、不遵循天地之道运行法则的时候，最终将为天地所不容。

有些年轻人很壮实，到医院检查没什么问题，但是每天熬夜、打麻将、吃喝嫖赌，没过三五年就把身体透支了，突然就会暴病而死。体检只是检查肉体最粗浅的层面，而内在的气、能量的层面，是看不到的，更不用说那个本我层面了。这就跟我们检查车辆是一样的，车去做车况检查的时候，只检查车辆，不检查司机，如果这个司机精神不正常，开车一样会出问题。所以我们要意识到修身修的是什么。

二、肉体、能量与意识

1.汽车行驶的重要条件

人的构成，包括有形的肉体和无形的意识，意识就是神。这两者是怎么连接的呢？神是怎么指挥肉体的呢？肉体要运动，需要能量支持，提供的能量叫气，如果气不够，神是没法指挥肉体的。天有三宝日月星，人有三宝精气神，"精"就是有形的肉体，"气"就是肉体中无形的能量，"神"就是上层意识。就像车一样，车就是肉体，司机就是神，人体运动需要气，车要运动需要耗油耗电，也就是能量，汽车性能正常、有油有电、有动力、司机正常，具备这几个条件，汽车才能正常行驶。

人有精气神，神驾驭气，支配肉体，如果有想法，但没有气，比如一个人忙了一天很累，回到家中，有气无力地瘫倒沙发上，脑子里想做饭吃，这个是神在想，但身体不愿意动，就想休息会儿，这是肉体里面的气不够了。当气足了，在神的指导下，肉体才能完成神的旨意，是这样的原理。

那么气在什么地方呢？气为什么看不见摸不着呢？形承载着气，就像家里的灯一样，灯泡有电才能亮，为什么我们看不到电呢？电在电线里面，有形的电线承载着无形的电流，人体也是一样，有形的肉体承载着气。

2.炼精化气，炼气还神，炼神还虚

《医宗金鉴》有句话："未有宇宙气生形，已有宇宙形寓气。"就是说在这个世界没有形成的时候，是气化生形，形蕴含着气，气在形的里面。

"从形究气曰阴阳"，从有形的形去探究背后无形的气，看气运行的模式，有形的肉体是阴，无形的气是阳。

"即气观理曰太极"，从气的角度去看气的运行模式，其升降开合的运行模式就是太极运行模式。所以打太极不是练肉体，而是练背后无形的气，有些人练反了，把姿势打得很标准，马步蹲得很好，最后膝关节得了病。

形承载气，气能濡养神，炼精化气，炼气还神，炼神还虚。气可以养神，所以当形很健康的时候，可以转化无形的气，无形的气可以养神。它们在一个轴线上，神在高维度，形在低维度，低维度的形转换成气，慢慢向上养神。

形可以转化成气，气也可以转化成形，"未有宇宙气生形"就是气可以化形，"已有宇宙形寓气"大家可能不好理解，那怎么理解呢？比如地上有一摊水，是有形的，它被太阳一晒就叫气化，气化往上升为水蒸气，到天上变成云，就变成无形的了，当云中的水气遇冷凝结，就变成雨水、雪花或者冰雹，降到地面上。地面上的水变成水蒸气到天上叫形化为气，是有形转化无形，天空中的水蒸气冷却之后，再回到地面上，由阳向阴转化，这叫气转化为形，所以形和气是相互转化的，转化无时无刻不在进行，所以形中时时刻刻含有气。

3.减肥、增肥要顺应时节

人的肉体时刻在进行着有形和无形的交换。白天的时候，大自然阳气旺盛，人体从有形向无形转化多一些，白天的活动在耗我们的气，那气从哪里来的呢？是有形的肉体转化成的。白天吃的食物都是有形的，会转化成能量，我们体内的脂肪也可以转化成能量，白天这些有形物质转化为气。晚上睡觉的时候呢？这些能量就要收回来，向有形转化，所以小孩子长身体拔高，都是在晚上，大家注意一下地里的庄稼，白天它不长，晚上才会往上长。有形的东西要长大需要气的转化。

"未有宇宙气生形"，春夏季节天气热，人体有形的气化加强，所以春天和夏天很多人都能瘦下来，很少人是夏天长胖的，因为天气热，气化加强。按一年四季分，春天和夏天属阳，秋天和冬天属阴，春夏以升散为主，秋冬以收藏为主，春天、夏天相当于一天之中的白天，秋天、冬天相当于一天之中的晚上，春天和夏天是有形向无形转化，秋天和冬天是无形向有形转化，所以春天和夏天人会瘦一些，秋天和冬天人会慢慢长膘。将这个理论加以运用，胖人要想减肥的话，就要在白天多运动，春天和夏天多运动，促进气化。瘦人想长胖，就要使气向有形转化，让心静下来，心放宽的时候，心宽体胖，气就开始转换成有形的肉体，这是气化的原理。

三、归根曰静

1.胖和尚，瘦书生

用脑过度会耗气，因为精化气，气养神，耗神会消耗体内的气，而气由精转化而来，所以耗神太过会消耗我们的肾精，消耗我们的气。所以想要长胖，思想就要简单点，心要宽要静，怎么才能静呢？《道德经》云："归根曰静。"气往下收，归到根上去，归到肾，归到下丹田，往下收一收，就叫"归根曰静"，就跟冬天大自然的气往下收一样，所以冬天都很宁静。

神只有清静的时候，才能减少对气的消耗，气消耗少的时候，才会向有形转化，我们肉体才能壮实。有句俗话："胖和尚，瘦书生。"和尚平日参禅打坐，思想放空，不耗神，所以他吃素也长胖；书生吃肉也长不胖，因为读书人用脑过度，就像我们高三的学生，有几个胖的？基本没有，都瘦，因为每天做大量的题目，用脑多，所以就耗气，耗气就耗精，耗精之后有形的肉体就瘦。

2.上工调神，下工调形

反过来，当神宁静、气往下收的时候，气就向有形转化，有形的肉体就壮实了。所以，治病"上工调神"，高明的医生不是治肉体，而是治神。就像国家一样，一个国家想减少交通事故，不是把车的质量造得越来越好，因为交通事故发生最根本的原因不在于车，而在于司机，所以国家反复培训司机、考核司机、处罚司机，最终的目的都是减少交通事故的发生。我们的神就是"司机"，想要人不得病就跟想让车不出交通事故一样，要找我们体内的"司机"，也就是神，肉体养得再好，像汽车一样养护，天天擦洗、保养、打蜡、抛光，再怎么保养，不小心还是会出事故，因为车祸的根本原因在司机，所以人健康状况的好与坏，还是在神，是神在指挥肉体。

大家想想，当我们半夜还在刷手机的时候，肉体其实已经很累了，它想睡觉，但是指挥我们肉体的神不想睡，它很亢奋，这就导致我们的肉体跟着受罪，最后生病或死亡。死亡的原因是肉体衰败了吗？不是的，父母给了我们肉体，我们用了50年、60年、70年，其实已经很不错了。要想长寿延年，不要在肉体上花太多精力，当然肉体也需要养，但更多时候是养好"司机"，"司机"养好了，肉体才有恢复的机会。很多重病患者找我看病，我苦口婆心地劝导他们早点休息，适当锻炼，给他们开药吃，他们总觉得这个药喝下去，自己体内的痰、瘀血化开了，病就好了。他们没有想到，肉体得病，是神瞎指挥导致的。所以"上工调神"，最高级的养生是养神，"下工调形"，最低级的养生是养形，那再下等的呢？就是在外表上做文章了，戴个项链、戒指、手镯之类，希望通过戴玉镯、黄金来防病，这些都是身外之物，就更次了。当我们回归时，所有的东西都是往内求的，找到根本的时候，我们才知道，哦，是这样的。

四、心无杂念方能养神

1.人神好清

如何调神呢？神有什么特点呢？《清静经》曰："夫人神好清，而心扰之，人心好静，而欲牵之，常能遣其欲而心自静，澄其心则神自清。"所以神要清，清是什么感觉呢？就是清明，乌云密布不是清明，狂风大作不是清明，漫天灰尘、雾霾更不是清明。清明是什么？比如大草原上蓝天白云，湛蓝的天空，看着很透亮，这就是清明。大脑也是，大脑对应天空，当大脑很清明时，就像蓝天白云一样，当一个人慢慢悠悠产生一个念头时，这个念头就会指挥身体的气，不急不躁，让人非常沉稳地把事情做好，越清明，这个念头的执行力就越强。很多时候，人的大脑有无数个细小的念头，就像天空中有雾霾一样，风一刮到处都是，结果每一个念头都没有落到实处，忙前忙后，从早忙到晚，很累，但发现一无所成，都在白干。

一个人念头太多，这些念头又错综复杂，想把每个念头都执行到位几乎不可能。如果一个人大脑很清明，念头产生之后，把它付诸行动、实施到位，就很容易。

2.专注力——意识的凝聚度

有些人说，我平时想得多，念头多，怎么办呢？怎么让自己大脑更清明呢？我在这里送给大家三个字：注意力。不要让你的注意力分散太多，要关注到一个点上去。把注意力关注到一个点上去，神马上就收回来了。

专注力也可以叫意识的凝聚度，一个人的意识凝聚度越高，就越专注，这个时候，意识会产生一种力量，督促他做事，意识凝聚度越高，做事就越会成功。如果意识散漫，凝聚度不够，就会有很多念头和想法，但其实这些念头很浅，看得也浅，想得也浅，想得太多，结果都做不成。意识凝聚度越高，大脑越清明，注意力就越集中，这时清气上升，浊气下降，阴阳循环，有条不紊。如果大脑想太多，清阳上升，浊阴也上升，大脑就像一团糨糊。

有一次，我跟患者聊天，她思维非常不清晰，我问她哪不舒服？她说自己五年前和老公吵了一架，出门摔了一跤，摔得腰痛，住院住了三个月治好了。患者继续说，四年前，又跟老公吵了一架，结果回到家时，又摔了一跤，把屁股摔了……她给我讲故事讲了半天，最后我问她这次来看什么病，她说自己受凉了，有点咳嗽。患者扯了一大堆，思路非常不清晰，这样的患者比比皆是。所以，是神在操控我们的五脏六腑，操控四肢百骸，操控每一个细胞。如果大脑里一团糨糊，怎么能非常精准地操控身体？有个词是"心灵手巧"，一个人手很巧，大脑很清晰，思维很灵活。我们经常评价一个老人："呀！这个老人气色很不错！八十多岁了，思维很清晰。"一个人思维清晰，反映他的神状态很好！所以说，我们要学会养神，养神就能养气，养气就能养形。

五、万物负阴而抱阳，冲气以为和

1.神、气、形同等重要

我们的养生课会从养神、养气、养形三个角度去谈。这一讲我们只讲这三者的关系和原理。那神、气、形三者，是不是神很重要就不需要形呢？那是不对的，神必须有载体。"万物负阴而抱阳，冲气以为和"，如果没有载体的话，神就无所依附，所以形也很重要。

肉体看似不重要，其实很重要。佛家称"借假修真"，借肉体、"假身体"来修真身、真我，所以说假也很重要！不能说假的无所谓。没有假，就不能修真。为什么这么说呢？因为借助"假的肉体"，可以感知这个世界，眼、耳、鼻、舌、身、意，对应色、声、香、味、触、法。眼睛会把所看到的信息收集起来，耳朵会把所听到的声音收集起来，传到内在的本我上去。因为这个"假我"存在，"我"才能收集所有的信息，收过来的信息有什么意义呢？其实就是唤醒内在的"我"。

2.唤醒内在的"我"

如果人太痴迷于身体直观的感受，痴迷于眼、耳、鼻、舌、身感受到的花花世界，太注重外在，内在的能量就会流向身体的末梢，流向外面。过度关注哪里，能量就流向哪里。我们借眼、耳、鼻、舌、身，唤醒内在的"我"，才能使外在的能量流向"我"的内在，如果利用眼、耳、鼻、舌、身、意去感受外面色、声、香、味、触、法的时候，沉迷于外界的这些东西，就会消耗内在的生命之气。养生应该是能量流向"我"的内在，而不是"我"内在的能量流向外面，这是养生的核心问题，这个问题很重要。我们养生是养我们的生命之气，生命就是神、精、气，三者合为一体，不能让生命之气的精华物质白白地消耗了。

有些患者的病不好治，是因为患者太过关注外在，内在能量流失很快，生命之气消失得就快，最后生命之树就开始凋谢。

所以我们要尽量不执着外面任何一物，把心神收回来，让气归根，归根曰静，心要腾空，心放空后，气归根才不会被干扰，只要心中有执念，就会影响气归根。静的核心就是通过气归根，用内在的力量来长养生命之气，这样才能健康长寿。

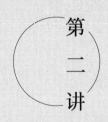

第二讲

养生就是养精、养气、养神

这一讲分享的是关于养生保健三个层面的探讨，哪三个层面呢？就是精、气、神。"神"我们知道，"气"我们大概也了解，那么"精"是什么呢？"精"就是形，就是这个有形的肉体。今天实际上探讨的就是这三个部分：第一，有形的肉体；第二，无形的气；第三，神。

一、养生最忌盲目跟风

世俗认为，吃好点、穿好点、睡好点就能长寿。但有的人在衣食住行各方面都非常注重养生，还是会生病。多观察，大家会发现，这个世界很怪，同样的事，练气功也好，练武术也好，饮食养生也好，有些人可以把身体养得很健康，有些人则不然。举个例子，很多寺庙的僧人，他们生活规律，饮食清淡，每日锻炼，诵经礼佛，但天天琢磨佛法，脑子静不下来，得了"禅病"；还有很多人进行体育锻炼，有的人参加世界竞技比赛，年轻的时候还可以，随着年纪变大，身体衰老得很快；还有的人练气功练得走火入魔；有些人吃素越吃越健康，有些人则吃素吃得黄皮寡瘦，越吃越差。这是为什么呢？这背后的原因需要我们思考。

如果我们能活得非常淡定，不慌不忙，很从容地去面对生活，生活质量就会高一些，否则，权力再大，金钱再多，也一样过得不幸福。所以要研究身体运作的基本原理，向内研究比向外研究好。

学医也好，做事也好，修行也好，要明理，不明理就会盲目跟风，人云亦云，为什么运用同样的养生方法，有的人管用，有的人不管用，这里一定有一个核心的东西存在。如果我们找不到核心密码，跟别人学养形，学调气，学调神，都有可能学偏。探究形、气、神这三个层面背后的原理时，如果不理解，想学好养生，想健康长寿，就是邯郸学步，最后什么都没学到。

二、身心合一

1.掐头皮的奥秘

跟大家分享一个小小的心得，叫"身心合一"。前两天一个朋友找我看病，他浑身难受，静不下来，我让他把手放到头上，用十指掐头皮，掐的时候要非常慢，把眼睛闭上，慢慢地掐，一层一层、一点一点地掐，用半个小时把头皮掐一遍，掐的时候如果摸到小结节、小包块、小条索或者头皮凹陷的地方，就把这些地方捋一捋，搓一搓，用不了半个小时，5分钟时间就会感觉非常轻松，非常舒服。大家可以试试，只要掐了，没有说不舒服的。掐头皮有效，掐其他地方呢？一样的，按眼睛周围的眼眶，只要轻轻地按，会发现有很多压痛点，慢慢地按到不疼的时候，不论是近视眼、青光眼还是白内障，都会感觉很舒服。大家不妨一试，当我们把注意力放在我们自己身体上的时候，会发现有神奇的效果。

2.把注意力"拿"回来

我们经常把注意力放在外界，放到手机、电脑、工作、孩子、老人身上，很少把注意力全神贯注地放在自己身上。当我们把注意力放在自己身上，然后调整呼吸的时候，身体的痛苦会很快解决，所以要身心合一。

身心合一是养生的基础环节，任何养生的方法，如果其动作、要领没有按照身心合一的方式来练习，就会越练越差。比如有人教你打太极，教你摆姿势，如果你的注意力没有放到身上去，虽然姿势很好看，功夫很好看，但练久了就有可能一身病。跑步也是，跑步虽然可以锻炼身体，但跑步的时候，如果注意力不能跟身体融为一体，一边跑步，一边想事，身心就会分离。身心分离的时候，跑步是起不到效果的，越跑身体越差。推荐一部电影，《深夜加油站遇见苏格拉底》，这部电影非常好，如果能体会到电影里面描述的感受，这对身体修复非常好。

三、神、气、形相合

1.练武不练功，到老一场空

养生有三个层面：神、气、形。上面是神，中间是气，下面是形，有些人拼的是形体，平时跑步、做操、练瑜伽等，把形体练得很结实，很健壮，是不是就长寿呢？不会。你看，世界上很多体育运动员，他们身体很健壮，肌肉很发达，但是他们未必长寿。医学上说，这些人在做运动，从我的角度来看，他们神、气、形没有合一。光锻炼肉体，不锻炼气，不去关注自己的神，这些锻炼没用，"练武不练功，到老一场空"。

2.修行人的"禅病"

另外一些人，不太注重形体，只是注重神，修行打坐，参禅悟道，只想追求开悟，提高境界。他们认为这个有形的世界是假的，是意识的投射，跟我们放电影一样，是胶片投出来的，是假的，所以认为没必要关注外在，还是要注重内在提升，参禅打坐，修功德。功德提升的时候，人会变得很聪明，很有智慧，但是他不修三维世界的肉体，这样也不好，只注重内在提升，最后发现"强按牛头不喝水"，念头控制不住，最后满脑子妄念，修行人叫"禅病"。

3.心静则神清

那么神、气、形三者的关系是什么呢？我们想养生，总体原则是神、气、形合一，就是身、心、灵合一。在神这个层面，《清静经》云："常能潜其欲，而心自静，澄其心，而神自清，自然六欲不生，三毒消灭。"一个是欲，一个是心，一个是神，很多时候人的欲望太多，如果生活简单一点，欲望少一点，这时候心就相对静一些。什么叫澄其心呢，心常常产生一些念头，这些念头引得气向上。这个"澄"字有意思，假设一盆浑水，你不停搅拌，这个水永远是浑的，水越搅越混，如果你不搅，自然澄清，这个时候，水中浊的就往下沉，清的就往上升，澄其心，就是说心要静下来，就和水静止下来一样的。只要水一静，自然就会分层，清者自清，浊者自浊。

"清阳发腠理，浊阴走五脏，清阳实四肢，浊阴归六腑"，这是《黄帝内经》的原话。澄其心的时候，气静下来的时候，清气往上升，浊气往下降，各归其路。心越静，神就越清。

怎么判断人心静呢？有个非常简单的方法，当人心静的时候，清气往上升，浊气往下降，对不对？很多出家师父修得好，清气往上升，他身上就散发着香味，没有汗臭味，没有浊气。什么意思呢？当心很静的时候，体内清气往上升。清阳发腠理，浊阴走五脏，清阳实四肢，浊阴归六腑。清阳发腠理、实四肢的时候，身上的汗是没有异味的，头皮里的汗是不黏的，在耳朵后面搓一搓，闻一闻，如果没有异味，还有清香味，说明修得很好，心很静。如果一个人放的屁不臭，而他的汗很臭，那就麻烦了，因为清浊反过来了。很多时候，病其实不是病，都是心搅的一团浑水，使清阳不能上升，浊阴不能下降，清浊反作才得的病。只有心静下来，清往上走，浊往下走，人才能神清气爽。当阳气郁在下面，不能上升，下焦形成湿热，就会大便黏滞，小便黄；浊气上升，就会头昏脑涨。明白这个道理之后，大家就可以自我判断一下，自己的心静不静。

4.人心不死，道心不活

心和神，一个管元神，一个管识神。当识神清静的时候，自然而然人的身体就会天人合一。"夫人神好清，而心扰之，人心好静，而欲遣之"，心在干扰这个神。道家认为：掐死一心，活一心。什么意思呢？人心不死，道心不活，大部分的人心受欲望干扰，所以静不下来。当放下欲望的时候，就是掐死一心，此时道心就开始活了。

一位伊斯兰教的老阿訇在山里修道，碰到国王打猎。有鹿带箭逃走了，躲到了阿訇背后。国王追到这里，问阿訇有没有看到带箭的鹿，阿訇不理。国王发怒了说，再不讲就杀了你。阿訇对国王说，你是我奴隶的奴隶。国王听后心中不悦，但还是问为什么这么说。阿訇说，我以前给欲望当奴隶，现在我不仅不会再听从欲望的指挥，还可以指挥欲望，所以欲望成了我的奴隶，而你虽然贵为国王，却充满欲望，连一只鹿都不放过，可见你是听从欲望的指挥，做了欲望的奴隶，所以你是我奴隶的奴隶。国王大悟，于是拜这位老阿訇为师，跟随他学习欲望控制之道。

很多人是被欲望控制的，当放下欲望的时候，就会发现生活成本很低。欲望减少，心自然而然就会静下来，幸福指数就会大大提高。因为以前是为欲望而活着，现在是为幸福而活着。

人的神拥有非常广袤的天地，与整个宇宙相通，可以接受很多信息，获得更多高维度的智慧。当一个人思想境界越高、获得更多高维度能量的时候，意识就提高了，自然就轻松地把很多欲望放下了。就如同蝉蜕去外壳一样，为的是新生。

5.养生就是养正念

我们再往下看，观察我们的气。大家会发现，我们经常浪费自己的能量，好不容易吃进食物化为气，结果被自己的意识瞎指挥，把气白白浪费了，有时不仅是浪费掉了，反而还做了无用功，做了有害于身体的事情。"怒则气上，恐则气下，思则气结，悲则气消"，所有的情绪反应都是在消耗我们的气，不仅让我们体内的气上下乱窜，还让我们的身体产生肿块、包块及其他疾病。

所以当我们意识提高的时候，再看自己体内气的运行模式，就会发现自己像一个无知的小孩，在开一部很豪华的车，没有驾驶经验，东撞撞，西撞撞，把车撞坏了。当意识到气对身体的濡养作用后，我们就会非常珍惜自己的气，因为它来之不易，是我们体内的能量库，如同一笔宝贵的财富，所以要非常珍惜这些宝贵的东西。

人体就像一辆汽车，人的气就像汽油，车加满油之后就能跑，就能为我们服务。但如果刹车、油门随意乱踩，就会白白浪费油，这样就把车弄坏了。

同样的，吃的食物进入人体之后化生成气，我们可以用这个气去做很多的事情，对内要利用气做功德，对外要用气做福德。这个时候，我们就会发现身体好了，社会关系也好了，人活得健康，福德、功德都在增长。如果把气浪费了，既没有对外做福德，又没有对内做功德，人就会过得惨兮兮，越过越糊涂。

大家一定要珍惜体内的气，"修身、齐家、治国、平天下"，修身就是使我们的神、气、形三者和谐统一，身体健康，神、气、形和谐统一了，然后再齐家，把家治理好，把周邻的关系处理好，这个时候再继续辐射，考虑治国、平天下。

养生养什么？养生其实就是养出这个正念，很多人执着于行善，一直做善事，过度沉迷于外在，虽然积累了福德，但忽略了内在功德的积累，这样也是不合适的。达摩东渡遇见梁武帝，梁武帝盖了很多寺庙，做了很多佛事，帮了很多出家人，梁武帝问达摩，我做了这么多事，有没有功德？功德大不大？他希望达摩说他有很多功德。但达摩说实无功德可言！因为梁武帝做的只是一种福德。要用平和的心态去利人利己，这样养生才有意义。

6.一根鸡毛能治病

前面我们讲掐头皮可以身心合一，其实按其他部位也一样，都可以起到身心合一的作用，比如一个人膝盖不舒服，如果他静下心来，用手在膝盖上下捏一捏、按一按，记住一定要非常专注地按，不要毛躁，时间花长一点，一个膝盖花一个小时，一层一层地按，仔细按就可以发现一些痛点、结节和条索，将它们慢慢揉开，用心去按膝盖的上上下下，前后左右，没有太多的技巧，就是要专注、专注、再专注！认真按一会儿以后会发现膝盖非常舒服，非常轻松。

这里面有一个原理：你的注意力调动身体的能量，然后通过手释放到膝盖上去了。大家可以试一下，哪里不舒服就按哪里，上下前后左右各部位去按，按后再活动活动，很舒服的。不要觉得这个很简单，其实这个方法非常有内涵，大家可以试试。

请别人按是我们在用别人的力量疏通局部的经络，我们自己按，是用我们内在的神将能量导引到病灶中去，这样可以事半功倍。

假如有的人觉得肚子胀，把环境温度调高，露出肚皮，用鸡毛轻轻地刷腹部的皮肤，刷一下，会觉得很痒，但不要停，忍着，继续刷，就会发现鸡毛刷肚子比手按的感觉刺激性更强，就是痒比痛刺激更强。也可以用手轻轻地在肚子上摩动，轻轻地摩。轻轻地刷一刷，摩一摩，肚子就会咕噜咕噜响起来。"阳在外，阴之使也，阴在内，阳之守也"，当我们轻轻摩腹的时候，其实就是在调动我们皮肤表面的阳气，一会儿就很舒服了，坚持就有效，这是身心合一的治疗方法，它既有神，又有气和形的参与。

| 养生问答 |

? 学生问：身体不同位置跳动是怎么回事？

老师答：跳动是局部的不通！我们阳气往回收，遇到瘀堵它会疏通过去，它疏不动的部位，就会跳动。可以多吃行气补气类药品，如黄芪配鸡血藤、鸡矢藤，偏于血的用鸡血藤配伍，偏于气的用鸡矢藤配伍，这个藤能把气疏通。

养气的核心就是养体内浩然正气，把气养好，使自己身心灵合一，气的升降出入正常，一切才有可能！

要深度理解神、气、形的关系，及如何养生长寿，可以多读吕祖的《百字碑》：

养炁忘言守，降心为不为。动静知宗祖，无事更寻谁？

真常须应物，应物要不迷。不迷性自住，性住气自回。

气回丹自结，壶中配坎离。阴阳生反复，普化一声雷。

白云朝顶上，甘露洒须弥。自饮长生酒，逍遥谁得知。

坐听无弦曲，明通造化机。都来二十句，端的上天梯。

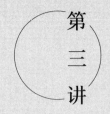

第三讲

养生重点之养神

一、养神为养生之重

养生的重点是养神，把养神的问题搞清楚我们就会活得更健康。大家可以观察一下长寿的老人，相对来说，他们心态都比较平和。心态平和究竟有什么作用？为什么心态平和的人相对长寿？把这个道理搞明白，就很少生病。

我在门诊部每天都会见很多患者，他们大部分人心不静，不平和。要么脾气很急躁，要么心情很抑郁。急躁的人气往上冲，常常肝阳上亢，容易出现头痛，还会出现反酸、呃逆等脾胃病的症状。抑郁的人，气机郁滞，阳气升不上去，清阳在下，则生飧泄，容易出现大便稀溏等脾虚症状。所以，不论是抑郁还是急躁，对身体都不好。心态好，六脉平和，气也就平和了，内耗就少。就好比大自然，如果大自然之气平和，和风细雨，庄稼就长得很茂盛；如果大自然之气动荡不安，出现狂风暴雨，庄稼就长不好。人体也是，脉是靠气来运行的，气行则血行，气滞则血瘀，心态平和，气也就平和，脉就顺畅。如果想要气很顺，要从内在找原因，要心态平和。

二、识神和元神

1.心藏识神，脑藏元神

神包括识神和元神，心藏识神，脑藏元神。当一个人以人心来看世间万事万物的时候，识神当家，就会有喜怒忧思悲恐惊，就会有分别心，就会有情绪。识神通过眼、耳、鼻、舌、身、意与外界相联系。六根对六尘，即眼、耳、鼻、舌、身、意对应着色、声、香、味、触、法，外在的信息通过六根对人造成干扰。心对六根的信息加以分析之后又会产生情绪反应，产生分别心，使人的气机发生动荡。

举个很简单的例子，我以前爬山的时候从来不太关注山上的枯枝败叶，感觉没啥看头，有一次，福建的一位会插花的患者来到中医村，捡了一把枯树枝，插到一个破瓦罐里，非常漂亮，很有艺术效果。

我们认为不好的东西在他人眼里是很美好的，这是因为我们的审美角度不一样。很多时候我们看到的外部环境很一般很普通，但在一些人眼里就很不一样，所以生活无处不是艺术，无处不是美。天地万物都是道化生的产物，都是相。我们用识神、用各种分别心看世间，外界事物会根据我们的喜好有所归类，当我们放下识神用元神来看世界的时候，就会发现，天地万物都是很美的，都合于道。

一个人识神当家的时候会自然而然地选择自己感兴趣的、对自己有利的事情去做，这样就会错过这个世界的很多精彩部分。所以说我们想要养生，想要健康，就要放下识神，避开识神对内在的干扰，让元神当家。想让元神当家，不让识神工作还是很难的。因为每个人都有自己的思维习惯，长期下来形成了思维定式，总喜欢用自己的标准看事情，所以人在三观确定之后，就会在自己的识神指导下工作。

2.意识的"振动频率"

思维意识会对气造成影响，不同的意识状态对气产生不同的振动频率。我们说正能量、负能量，其实就是意识对气产生的振动频率。举个例子，水烧开变成水蒸气，是水分子的振动频率增加，脱离水分子之间的吸引力变成水蒸气，核心就是振动频率的问题，在平原地区把水烧到100℃，就会变成水蒸气，如果是在海拔几千米的山顶上，可能60~70℃就能把水烧开变成水蒸气，所以，决定水能不能变成水蒸气的，是水分子振动的频率，而不完全是温度，只有水分子振动频率加快，最终才能脱离束缚变成水蒸气。

我们的能量转换与气的振动频率有关系，思维意识不同，气的震动频率也不同。当频率比较高时，我们的肉体由阴向阳转化，阳气产生，频率比较低的时候，无形就会向有形转化，说得比较通俗一点，癌症患者的肿瘤包块就是能量从无形向有形转化的结果，一般体内有形包块多的人，他的负面情绪就比较多，能量频率低一些。当一个人以积极向上的态度处世时，气的振动频率就变高，就会由阴向阳转化，气化加强，正向能量多些。所以意识的"振动频率"在什么范围，能量就处于在什么状态，与人相处，我们希望与"振动频率"高的人相处，"振动频率"高，他的神就是积极向上的，跟他相处的时候，我们也会被带动，我们的"振动频率"也会加快，所以感到很舒适，因此观神就是看意识在什么"振动频率"。一首好的、积极向上的音乐，听完之后会让人精神焕发，靡靡之音会让人产生消极的想法，思想消沉了，意识的"振动频率"减慢，体内就会出现一些有形物质的聚集，时间久了，身上就会长包块。

3.守印堂，让元神当家

如何找个抓手，找个作用点，让元神当家，让气运行平稳，也让心里很平静，使自己达到这个状态呢？每个人都有惯性思维，我们要掐死人心，活道心，让元神当家，改变思维意识、思维习惯，改变习性、秉性，让自己的识神对身体影响小一些，让元神当家。大家可以通过一些训练方法慢慢地让元神当家。

跟大家分享几个稍微具体点的方法，当我们大脑思虑太过、静不下来的时候，可以通过打坐、观想把气收回来。气回方寸间，气收回来的时候，元神就开始当家。气怎么收回来？其实很简单，观想的时候把注意力放在印堂这个地方，也就是两眉之间。眼根、耳根都在印堂后面交汇，守印堂气就往回收。当你慢慢关注印堂的时候，就会感觉这个地方发胀、跳动。

这样有什么好处呢？当印堂开始发热的时候，注意力放到这里，对外界的色、声、香、味、触就会放下一些，从而更注重内在。注意力向内收的时候，内在能量就越高，就越不专注于外在。举个例子，外面的花很漂亮，大家看花的时候，把注意力全都放在花上，能量就会流失到花上，对花没有帮助，但对你是一种消耗。如果看花的时候，感受到从花反射过来的光直接进入你的眼睛，这时候对你来说是个滋养。所以大家守住印堂接受外面的能量，气往里收的时候，就会发现自己很清静，所谓"人能常清净，天地悉皆归"。

通常情况下，人的神处于什么状态呢？处于两种状态，一个是散漫，一个是昏沉。大家仔细想想自己每天的精神状态，这个神是非常专注的吗？大多数人很多时候都是不够专注的，要么是散漫，要么是昏沉。

昏沉好调整吗？昏沉不好调整，昏沉说明头脑没有灵性，清阳不升，不好治。散漫呢？散漫好治，只要你意识到自己的神是散漫的，觉得自己想的东西太多，大脑静不下来，那么通过对专注力的练习，守神守窍，使气回归，神自然就不散漫了。

如果一个人身体很虚弱，就要静下来守窍，就是守印堂：眼睛半睁半闭，目似垂帘，看鼻尖这个地方。但看鼻尖不是死守这个地方，而是调整眼睛开闭的程度，就像古代的木匠拿墨斗弹准线的时候，眼睛半睁半闭，这是调整眼睛开合的程度。调好之后意守印堂，用耳朵来听自己鼻子的呼吸，呼吸声音越弱越好，眼睛半睁半闭似垂帘，观鼻尖，就跟弹墨时的状态一样，然后用耳朵来听鼻子的呼吸，慢慢心就静下来了，气开始回收，内在的气开始宁静。经常这样练习，大脑就不会昏沉。很多时候我们活得很痛苦，一天从早忙到晚，也不知道在忙什么，又忙又累，还没办成事。当一个人不够专注的时候，他的神是很散乱的，神散乱的时候，内在是没有力量的，身体越弱，神越散乱，就越不专注，越做不成事，工作效率就越低，生活幸福指数就越低。所以我们要学会去观想，学会让气回归，当自己的内在能量开始生长的时候，就可以足够专注地处理生活中的每一件事，而且可以把每一件事做得非常漂亮，这是观想给生活带来的实际意义。

三、静坐时候为什么要看鼻尖，眼睛半睁半闭？

1.外命门与内命门

道家把眼叫外命门，双肾之内叫内命门，就像我们烧锅炉一样，下面的火把锅炉烧开以后，气往上升，眼睛就是阀门，阀门打开以后，气就往上走，阀门闭上，气就往回收，我们眼睛睁开之后，身体的内命门气化作用加强，气往上走，眼睛闭上，内命门的气化作用减弱，气往回收。

中医认为，五脏六腑之精气皆上注于目而为睛，肾主水，受五脏六腑之精气而藏之。当我们把眼睛睁开，气往上走时，大脑就很清醒，耳聪目明；眼睛闭上，气往下走，气化减弱，精气就藏进肾了。所以眼睛要半睁半闭，这样气既不会往上走而发散太过，出现很多杂念，也不会往下走而收藏太过，头脑昏沉。静坐要兜住这个气，既不要杂念太多，也不要昏沉，这就是守窍。我们以鼻尖为标准，其本意不在鼻尖上，而是调整眼睛开合度，眼睛太开，精气外泄，容易散乱，眼睛太闭，精气内沉，容易昏沉，就是不开太大也不闭太紧，气才能兜得住，兜住后再开始用耳朵关注我们呼吸的声音，这时候气就会慢慢平静下来。谈养生，我们要做的是把心稳定下来，使气平和下来，让元神当家，让自身之气符合天地运行的法则，这样身体才会健康，人才能常清静，"天地悉皆归"。

2.修心即是修念

我给大家分享一个字，就是念头的"念"，上面是个"今"，下面是个"心"，今心即当下的心，不在五脏六腑，而在人的一念中，把这个念头修好之后，心也就修好了。很多时候，大家太注重形式，但更重要的是那个心。如果去放生，念头是慈悲的，修的是慈悲心；如果是为了发财、避灾，这就不对了，这时候的念头不是为了放生，是有所求，所求皆苦。放生只是一种形式，所以修行修的是那个念头。如果一个人想做小生意养家糊口，例如做早餐，从他个人的角度来看，当他准备去做早餐的时候，就会发现周围有好多做早餐的，这时候他可能就做不下去；他假如放下这个念，抛开个人的角度，看这个社会需要什么东西是现实没有的，做这个社会需要的东西，他才能做好这个事情。单单从自身角度出发，这时候就容易出问题。扁鹊一辈子到处行医，到一个地方很重视小孩儿，他就会给小孩子看病，成为小儿医；到一个地方发现有很多妇女有妇科病，他又成为妇科医生。他不会说我是看骨科疾病的，我就只看骨科，我是看小儿疾病的，就只看小儿，不是这样的。从社会当下需要的角度去看，就是将自己的一念和社会的需求结合起来。

| 养生问答 |

❓ 学生问：昏沉但不想睡觉怎么处理？

老师答：想睡觉，眼睛往下看，眼观鼻。躺在床上把眼睛闭上，就像外面的门关上了，关注呼吸，气就往下走，体内的气化开始减弱，自然就睡着了。

❓ 学生问：人生下来时气机是平衡的吗？不同的年龄气机升降有什么特点？

老师答：人出生时气机就不平衡，受五运六气的影响，每个人生来都是不一样的，身体的配置和内在都不一样。肉体的五脏六腑是一样的，但气的分配不同，每个人生来都有自己的短板，我们要想长寿就要"护短"，保护自己身体的短板。人跟人之间确实不一样，就如同电脑，硬件一样，软件配置不同。

❓ 学生问：守窍和守中是一样的吗？

老师答：守窍是守印堂，守中也可以说是守这里（印堂），但是守中不仅是守这里（印堂），无处不是中，只要你的神定下来，身处任何一处皆是守中。处处通大道，处处是门户。

❓ 学生问：养精、气、神，从哪一个方面入手更方便？

老师答：养气、养精、养神都重要。如果三餐吃不饱，身体瘦，精养不好，如何养气、养神呢？吃得好了，天天躺在屋里睡大觉——久卧伤气，每天喋喋不休——多言耗气，身体怎么能好呢？所以哪个方面都很重要。想长寿，不得病，那就要从吃穿住行、养精、养气、养神等多方面考虑。社会上，有些人开按摩店，还有人做汗蒸，还有人开餐馆……其实市场上所有的行业，都是为人的身体服务的。比如你现在走十公里，累了，走不回去，突然来辆公交车把你载回去，那你坐在公交车上就有幸福感。大家仔细想一想，是不是？衣、食、住、行全是为养生服务的，哪怕是旅游行业，也是为养心服务的，使人的心情更愉悦，而医院是养身体的。所以无处不养生，无处不养心，但是要会用并且用好这些服务才能长寿，用不好就很容易把自己折腾死，所以我们要充分利用这些养好我们的精，养好我们的气，养好我们的神。我们生活的这个时代，其实都是为我们健康长寿，为我们活得舒服而服务的，我们要利用这些资源，让自己长寿起来。

养生重点之养气

上一课我们讲的养生的重点在养神，今天我们讲养生的重点在养气。我们从以下几个角度来分享，第一是气的产生，第二是气的消耗，第三是气的运行，把这三个问题理解清楚，对我们的养生才有帮助。

一、气从何而生

1.想长寿，先固肾气

先谈一下气的产生，从五脏角度来论的话，肾为气之源，气产生的源头在肾，肾阴肾阳在下焦气化，如果肾不气化，生命就没有了源头活水，就会逐渐凋谢。肾为先天之本，道家认为，女人七七四十九岁之前修行容易，过了七七四十九岁，月经断绝，肾气就弱，再去修行就很难了；男人八八六十四岁前，想修行得道，还是有机会的，八八六十四岁之后，修成很难。

肾为气之源，所以想要长寿，首先要固好肾气，肾气固不好就容易得大病。人体细胞本身有抑癌基因和致癌基因，正常细胞可以突变成癌细胞，癌细胞也可以变成正常细胞。如果我们体内正气不足，遇到邪气的时候，正常细胞就可能向癌细胞突变。

我们的正气跟肾气有关系，大家可以观察一下，久病重病的患者一定会肾虚，肾是气化的源头，所以观察一个病好不好治，要判断肾气是不是充足，可以号一下脚上的太溪脉，如果两个脚的太溪脉都摸不到，这个病就不好治，如果太溪脉很有力度，疾病就相对好治一些。所以养生一定要把肾养好，肾为先天之本，脾胃为后天之本。先天之精用完之后就没有了，就好像地下的煤和石油，用完之后就没了，人体先天之气是父母给的，如果消耗完，要补起来就很难，所以想长寿就要把先天之精——肾精护好。

2.想健壮，要养脾胃

肾为先天之本，脾胃为后天之本。吃的食物在体内通过脾胃消化之后，会产生能量，也就是水谷精微之气。水谷精微之气可以充养先天肾气，如果脾胃功能弱，后天之气就不能补养先天之气。有些人生下来身体很好，但后天不爱惜身体，喝酒熬夜，吃损害脾胃的食物，导致后天脾胃功能不好，后天生化之源匮乏，这时他身体就差一些；而有些人虽然生下来体质很弱，但是平时注重养护，脾胃功能良好，能在饮食上多加注意，身体就会慢慢壮实起来。

3.肺为气之主

肺主一身之气，肺通过鼻吸入大自然清气，清气进入体内与体内之气融和，濡养我们的身体。肺主皮毛，开窍于鼻，鼻和毛孔都通于肺，毛孔是"小鼻子"，鼻子是"大毛孔"，它们均与外界相通，时刻保持着与外界的气机交换。肺的作用重要吗？如果一个人，肾气很好，脾胃功能也很好，把他关在一个很乱的房子里，屋内一团浊气，身体很快就会受不了。身体差的人进入地下室，一会儿就会头晕眼花、心慌心悸，就像池塘里的鱼缺氧了一样。所以人的气化功能除了与肾和脾胃息息相关外，还离不开肺。如果没有肺参与，没有气的交换，气很快就不够了。我们想养生，不仅要固好肾气、调理好脾胃，还要保养好肺，这样才能长寿。雾霾、吸烟，都会导致肺气不足。从五脏的角度看，气与肾、脾胃、肺都有关系。从道家修行的角度来看，为什么辟谷的时候，人不吃不喝也能活着呢？因为以前吃的食物在体内形成半成品，形成积块，辟谷不吃饭，积块就会气化。假如一个人身体比较胖，早上没吃饭，干一上午活儿，到了中午没时间吃饭，就喝点白开水，又干了一下午的活儿，那么消耗的是什么东西呢？是体内的精。体内之前储存的能量转化为气，为生命活动所用，生命才能延续。

二、气从何而耗

1.多言耗气

气的消耗体现在哪些方面呢？首先是多言耗气，也就是话多了。但凡人说话多时，他的气就不够，我们前面讲过，吕祖《百字碑》第一句话就说："养炁忘言守，降心为不为。动静知宗祖，无事更寻谁？"吕洞宾修炼成神仙之后把他的修炼过程写了一百个字，最开头就是讲养气，所以气很重要。我们一开始讲课就讲过，要关注自身的气，身体受气的影响，成也在气，败也在气，成神仙也在气，成凡人也在气。所以养气重在守，一个是少说，一个是守神守窍，如果能够经常守窍，专注力就更高一些，注意力就更集中一些，这时候身体气的消耗就会减少。少说话可以减少大脑对能量的消耗，大脑的重量占体重的 2% ～ 3%，但它消耗的能量非常多，通常在 20% 左右，所以有的人吃完早饭，啥事没干，到中午饿了，为啥呢？是因为大脑在不停地想事情，把能量给消耗了，守窍的时候就会减少大脑里能量和气的消耗。凡是思虑过度的都会耗气，为什么耗气呢？大脑思考过度耗气，思虑伤脾，脾是气血生化之源。

因为气的产生与脾有关系，所以体内肠道有痞块，它的运化也需要气的参与。现在大脑思虑太过，消耗太多气，再加思虑伤脾，脾运化就减弱，气的来源也就减少了。守窍守一可以减少气的消耗。还有就是少说话。这两块总结起来就是吕祖吕洞宾说的话："养炁忘言守。"

2.久卧伤气

很多人星期一到星期五正常上班，身体感觉还挺好，结果星期六、星期日玩手机，睡觉晚，早上睡到九点、十点还不起床，会出现什么问题呢？越睡越没劲儿。

这就是久卧伤气。很多中风、偏瘫的患者，躺在家里的床上没法动，整天睡觉，腰酸背疼，躺几天说话就没劲儿了，身体恢复很慢，为什么呢？因为久卧伤气，所以这种病，不能老躺着，久卧会耗气，要适当运动，动则生阳。

3.过劳伤气

假如一个人身体原本就不壮实，再让他去跑步，还要他跑得快，跑个5000米，自然心慌气短，浑身没劲儿，这就是过劳伤气。适当运动，适当劳作，可以增加阳气，增强人体的气化作用。但是过度运动或劳作太过，会耗气太多，大家最好做有氧运动，不要过度运动，记住不妄作劳！

4.壮火食气

我们体内气机运行不通畅，会郁积化热，内热会耗气，很多患者的手心发热，在干活儿的时候，干不了多久就没劲儿了，因为他们的气不够，内有郁热会耗气。

夏天天气很热，天热的时候会有什么感受呢？气不够，稍微跑下步，就感觉气虚。因为热会耗气，这个气是阴性物质转化过来的。所以当有内热的时候，会消耗一些阴性物质，导致气的来源不足。

总结一共四点：①多言耗气。养气忘言守，要少说而守一。②久卧伤气。不能睡懒觉，不能睡太久，睡久了就越睡越没劲儿。③过劳伤气。就是劳动和运动要适度。④壮火食气。阳气郁闭化热会耗气，肉食吃太多，不消化，食积化火，也会耗气。

三、气的运行

1.人身经脉如河流

前面讲了气的生成和气的消耗，现在来讲气的运行。我们体内的奇经八脉、十二经脉都是气的运行通道。奇经八脉走的是先天之气，十二经脉走的后天之气。从宏观的角度来看，气的运行通道就是整个三焦，三焦就是气的通道、水的通道、火的通道。

大家可能不好理解，我们举个例子，咱们中国有长江和黄河，长江和黄河就像我们的任脉和督脉，小的江河比如汉江就像我们十二经脉的经络，其他更小的河流比如十堰的百二河就像小的经络。人体也一样，有像地球上江、河这些大的通道，也有像百二河这样小的通道。但如果我们从更高角度看，其实不论江也好，河也好，都是水的通道汇聚而成的。下雨的时候，雨水从山顶流到山脚，无处不是通道，哪里方便流动，就会流到哪里，但最终都会汇聚到大沟渠里，汇聚到长江和黄河。人体的任脉和督脉是主要通道，其他地方无处不是经络，就像丝瓜络一样，无处不是通道。它们互相都是通的，一条河流堵住，就像一条经脉堵住，其他河流会代偿。所以说气无孔不入，其运行要非常顺畅才能满足我们身上所有细胞、所有脏腑的需求。

2.白云朝顶上，甘露洒须弥

在用药调气血时，要把握好气的总体运行规律。地球上水往低处流，这是水的总体运行规律。人体之气从下往上升、从内往外输布，这是它的总体运行规律。"白云朝顶上，甘露洒须弥"，这是出自吕祖百字铭的两句话。"白云朝顶上"就是气从四周、从内向外运行到头顶上，往头上汇聚；"甘露洒须弥"就是这些白云最终转为雨水，从上往下洒。我们在养生的时候，不记得十二经脉也可以，不记得七经八脉也行，但总体规律要知道。

给大家一个判断标准，比如你今天感觉头怕冷，凉飕飕的，说明体内阳气不够，无法蒸腾到上面，不能完成白云朝顶。但凡发现头部畏寒的、鼻塞的，都要考虑它的气化问题。凡是头怕冷的、鼻塞的、阳气不够的，可以唱红歌，从神上平衡一下，再加上运动，饮食方面吃一些温性的食物，使身体整体的气化加强。从神、形、气三个层面进行调控。

3.天人合一，万物一体

人体的气与宇宙的气有什么关系？道家常说的气为炁，我们肉体生的气，跟外面的气是相通的。肉体是属阴的，思维是属阳的，这个气是在有形和无形之间转化的。我们每个人，体内都是一个小宇宙，当体内的气运行非常顺畅的时候，我们周围的气也会跟着顺畅起来，如果体内气不顺畅，周围的环境也会受到影响。

体内气顺畅了，周围环境的气也会顺畅，它们是内外相通的，互相感召的。因为构成人的最基本单位是精气，天下万物构成物质最基本的单位也是精气，从极微观层面来看，人和外界环境是完全相通的。

当把对气的理解升华到精气的角度时，这个人和周围就完全融为一体了。如果能够完全融为一体，就是天人合一，就是万物一体，就是开悟的状态，就是能量最高的状态。"养炁忘言守，降心为不为。动静知宗祖，无事更寻谁？真常须应物，应物要不迷。不迷性自住，性住气自回。"这个"气自回",修行上叫"回光",回光的能量就是气,说"采气",采的不是呼吸之气,不是水谷之气,也不是肾气,是一种更精妙的能量,这种能量跟我们肉体之气是完全一致的,因为人和外在环境在构成成分上最基本的单位就是精气,是完全一致的。理解到这个层面,人和外在环境完全相通的时候,人产生一个念头时,体内的气就会变化,外面的精气也会变化。

养气是个大的话题,简单来说,气就是能量,精气也是能量,道家的"炁"也是能量,万物都是由能量构成的,我们的意识、思维也是能量。所以我们谈养生提到的气,按现在的说法就是能量问题。我们让气在体内运行得更加顺畅,让天地之气回过来,补自身之不足,就是回光,能够将自己的能量释放出去,照耀更多的人,帮助更多的人,其实就是回馈的过程,是有进有出循环的过程。

希望大家在养生的过程中,越活越健康,越活越快乐,越活越明白,越活越有意思,而不是活得糊里糊涂的,很悲伤、很卑微,那就没意思了,活着应该是很快乐、很有意思的过程。

| 养生问答 |

❓ 学生问: 请问老师,为什么有人不吃早饭到中午精气神都很好,有人不吃早饭就心慌,是不是每个人存储的能量不一样?

老师答:是的,每个人体内储藏的能量是不一样的,当能量储藏足够的时候,能量随时可以气化,气化之后精气神就足一些。有句话叫"气足不思食,神足不思眠,精足不思淫",丹田之气足的时候不需要吃食物,比如今天晚上我到现在还没吃饭,但是我觉得还好,气很足,说话中气十足的。"神足不思眠",当一个人神足的时候,睡觉也少一些。

❓ 学生问：余老师，心宽体胖，从气化、思虑角度如何理解？

老师答：心宽体胖是神对能量的消耗比较低，当我们心宽时，很多事不放在心上、不太在意，这时候大脑清静些，自然对能量的消耗就减少，我们讲"养炁忘言守"，心宽体胖其实就是"守"字做得好，因为大脑很专注，不太计较，想得少，对气的消耗就少。其实真正对气消耗多的是大脑。

❓ 学生问：气与炁的区别是什么？

老师答："炁"是宇宙的本质，是道，气是身体的气，是更粗浅的气，修行是由"气"向"炁"过渡的过程，最终天地万物融为一体，是"炁"。

❓ 学生问：辟谷只是会消耗储存的能量吗？会消耗父母给的先天之精吗？

老师答：我们做的任何动作都会消耗父母给的先天之精，熬夜、讲课都会消耗先天之精，只是消耗多少的问题，如果没有父母给的先天之精，那辟谷怎么运作？身体就没法运作了，因为运作的原始动力没有了。

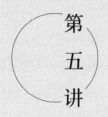

第五讲

养生重点之养形

我们继续聊养生相关的话题，前面我们讲了养神的重要性和养气的重要性，今天我们讲养形的重要性。

我们都希望长寿，实际上是讲肉体的长寿，所以肉体——也就是形，很重要。

很多修行人说肉体是假的，要借假修真，但是假如没有肉体能修吗？我也经常给一些出家人看病，当肉体有病的时候，想修也修不成，所以我们老百姓养神也好，养气也好，最终还是要让肉体舒服，让形体健康，所以形体的健康相当重要，那么怎样才能让形体舒服、健康长寿呢？一定要懂得佛法吗？很多人身体不舒服，就拜佛修佛法，修佛法的人就健康吗？修佛法的人也不一定健康。

我见过有人做佛学研究，他对佛法非常精通，但是身体很差，因为他平时不做体力劳动，不锻炼，气血不通畅，不能知行合一，肉体得不到锻炼，所以他不健康。

修佛不一定获得健康，修道一定获得健康吗？修道也不一定获得健康。修道修不出健康，会武术能健康吗？会武术相对长寿些，但如果不注意饮食，不注意对风、寒、暑、湿、燥、火六淫邪气的防护，照样会得病。不少长跑的、跳高的、游泳的人，这些运动精英看起来身体都很壮实，但他们的寿命不一定很长。

修佛不一定健康，修道也不一定健康，练武也不一定长寿，那一定要吃很高级的食物才能长寿吗？

很多人为了长寿，吃冬虫夏草、吃松茸、吃羊肚菌，什么贵吃什么，天下的山珍海味都吃够了，结果还是不健康，还是不长寿。有些人抱怨说，自己生病了是医疗条件不好，但有好的医疗条件就一定会长寿吗？我也见过一些人，有丰富的医疗资源，但是他还是不长寿。所以这些在长寿健康方面都不是绝对因素。懂佛法、懂道法、懂武术，吃很高级的保健品，有保健医生，有很好的医疗环境，如果这些全部具备，人相对来说可能长寿点。

我发现很多农村老人，讲佛法他不懂佛法，讲道他也不知道，他也不会武术，他吃的食物也很简单，比如南瓜、玉米，也没有保健医生，一年难得看一次病，却能活到八九十岁，这背后的原理值得我们深思。大家在肉身养护上不要太注重形式，要知道原理，原理比什么都重要，懂了原理以后要知行合一。

这一讲我就给大家分享怎么养护好形，如果肉体养不好，最后疾病丛生之时，大家就会对人生产生疑问：我做了一辈子好事，学了一辈子佛，修了一辈子道，到老的时候却得这种怪病，难道是"好人不长命，坏人活千年"吗？这其实跟好人坏人没有关系，跟有没有懂得养形的原理有关系，如果不懂得原理，怎么养都不行。这是非常浅显的道理。

一、养形体，吃对很重要

我们的肉体像车，我们的神就是司机，要想车开得久，就要懂基本的养护原理，不是说给车请专职司机，有专人养护，建个车棚，经常保养，用的时间就长。

比如车该加汽油你却加柴油，车能开吗？这是非常浅显的道理。该加汽油加汽油，该加柴油加柴油，如果加错了，这车肯定开不了。人体也是这样，我们的肺要吸入大自然清气，有的人却天天在抽烟，天天吸浊气，这种环境下，肺肯定受不了，所以我们要懂得身体运作的基本原理，这样才能长寿，就这么简单。

1.食物的四气五味

我先举个案例，我今天看的一位患者，他的肝功能检查转氨酶很高，被确诊为急性肝衰竭，病情很重，当地医院用保肝护肝的方法治疗之后，转氨酶慢慢降下来了，虽然已经好转不少，但是他的胆红素一直在上升，当地医院的医生一直说营养不够，要求他每天多吃鸡蛋。胆汁要通过大便（大肠）排出去，如果胆汁排不出，胆红素就会很高，肝内胆汁就淤积了。中医认为鸡蛋药性收敛，我们不能只看到鸡蛋的营养价值——补充蛋白质、补充能量，而没有看到鸡蛋的药性是收敛的。我们吃食物时，不要只关注其营养层面，还要关注其性味。不要忽略了食物的四气五味。

我问大家，我们的头发就是蛋白质，指甲也是蛋白质，为什么不吃头发和指甲呢？这些也是蛋白质啊。鸡蛋药性是收敛的，吃下去之后，五脏六腑的气都往里聚，患者本身胆汁就淤积排不出去，还每天都吃几个鸡蛋，胆红素怎么可能不上升呢？我问患者吃多长时间了，他说吃了半个多月，天天吃鸡蛋，怕营养不够。

上面这个案例就是说，我们在吃食物的时候不要只想到营养，还要想到食物的四气五味，是不是符合四时之气，它的气是怎么样的。为什么要符合四时之气呢？春生、夏长、秋收、冬藏，食物的气要符合四时之气的饮食法。春生，食物帮我们生；夏长，食物帮我们长；秋收，食物帮我们收；冬藏，食物帮我们藏。这才是符合四时之气的饮食法。

2.顺天时而食

假如人的气升发不及，可以通过补充食物使气升发出去，比如在春天，很多人春困，阳气升不上去，所以要吃一些促进阳气升发的食物，如竹笋、香椿、菜薹，这些食物的升发之气帮助人体阳气提升，令人头脑清醒，耳聪目明。

夏天阳往上长的时候，我们就不能吃大寒的食物，因为夏天阳气发散，体内脾、肾反而是阳虚的，外热内寒，我们体内是寒的，所以夏天反而要吃姜。秋天天气干燥，我们要吃些润肺的食物，冬天藏的时候，要吃些养精的食物，秋天吃水果，冬天吃坚果。

学中医、学养生最基本就是要明白一年四季的气是怎么变化的，吃食物也要符合气的变化。明白这个道理之后，再吃食物就吃对了，如果不明白这个道理，很多食物就容易吃错吃反，就是吃的食物性味跟季节、时令相反，所以我们要吃时令之物，顺天时而食。

二、五气与养形

1.天食人以五气

在《素问·六节藏象论》中有一段话："天食人以五气，地食人以五味。五气入鼻，藏于心肺，上使五色修明，音声能彰。五味入口，藏于肠胃，味有所藏，以养五气，气和而生，津液相成，神乃自生。""天食人以五气"，这个"食"为滋养之意，五气入鼻，鼻子通五气，五味入口，嘴巴通五味，鼻子通天，嘴巴通地，在鼻子和嘴巴之间有一个"人中穴"在天地之间，所以叫"人中"。天食人以五气，五气是风、暑、湿、燥、寒，这五气通过鼻子传入心肺，比如秋天的时候空气很干燥，燥气通过鼻子传入心肺，五气藏入心肺使"五色修明""音声能彰"。五味入口，传入胃肠，胃有所藏，以养五气，食物的五味进入胃肠之后，再转化五气养心肺。

2.五气太过则伤人

风、暑、湿、燥、寒五气正常更替可养人，如果五气太过就伤人。比如风能生万物也能害万物，大家在春天时感觉春风和煦，温度不高也不低，吹着非常舒服，植物被风吹过也很舒服，长得很茂盛；但风能生万物也能害万物，狂风、台风、飓风，风很大的时候树都被拔起来了。人也是，邪风贼风会通过毛孔侵犯人体。我们了解了，人的肉体养生是靠五气五谷来养的，所以五气适度的时候我们要学会接纳，过度的时候要学会避让。夏天天气热，暑气让我们出汗，《黄帝内经》说要"无厌于日"，多晒太阳多出汗，这样就可以把体内的湿排出去，把寒散掉，但如果暑气过度，比如夏天气温40℃以上了，就会伤人，导致人心慌、心悸、烦躁，天气过热的时候还会热死人，所以暑气过度也伤人，这个时候就要避暑。这就是中道，生活也好，修行也好，需要中道。

燥气过度也会伤人，燥气伤人可以引起干咳、咯血，中医有个方子，名清燥救肺汤，就是针对这种情况。寒气收敛，有利于精气藏于肾，如果"冬不藏精"，则"春必病温"。现在很多东北人扛不住冬天，东北气温很低，他们应该抗冻，但是东北人到十堰后，发现他们比当地人怕冷，因为东北的房子有暖气，室内温度很高，很舒服，本来东北很冷，他们应该收藏得很好，但东北现在暖气供应很好，使他们不能很好地收藏。现在东北人跟古代东北地区的人不一样，古代东北地区的人很壮实，皮坚肉厚，人高马大。现在他们有暖气了，身体却不如古代人壮实。所以什么都要有个度，有暖气好不好呢？也好，太寒了会冻死人。但该寒的时候不寒，身体不藏精，就越来越垮。所以五气对人体的影响就是适宜的五气能养人，过度的五气能害人。

三、五味与养形

1.五味养五脏，过则伤五脏

五味是哪五味呢？酸、苦、甘、辛、咸。五味养五脏，过则伤五脏，比如酸味食物，肝体阴而用阳，酸补肝之体。如果过食酸会造成什么呢？肝属木，肝木补太过就克脾土，当肝体太旺的时候，就会反过来克脾土。过则伤脾，伤脾之后，会出现什么症状呢？出现"肉䏚皱而唇揭"。这个䏚皱就是我们手脚上的老茧，俗称茧子。很多患者找我看病，医生啊，你看我的手，我也不干重体力活，但是我手上为什么起老茧呢？这么多茧子是脾虚，是脾损伤导致的。我见过一个小姑娘的手，像老农民的手一样，我说："你干啥体力活啊？"她说："我也没干啥，我天天玩。"但手上满是老茧，为什么呢？这就是䏚皱，是脾受伤了。还有一个"唇揭"，嘴唇干枯、起皲裂，就像我们脚上起皲裂一样，吃酸的食物过多会得这种病。所以吃食物也讲一个中庸之道，中道。

那么过食苦呢？苦是补心的，操劳过度，有心慌、心悸表现要适当吃点苦的，比如苦瓜，能够养心。但是苦味是寒凉的，心属火，心火是行津的、开肺的，所以吃多了会伤到肺，苦涩伤肺。肺主皮毛，肺气宣发不及，就会"皮槁而毛拔"。就是皮肤很枯槁，毛发脱落。

苦的伤肺，那吃甜的怎么样？都知道甘是补脾胃的，但是脾是属土的。大量土堆着，土壅就积水，因为土把水挡住了，就积水。所以适量吃甜食补脾土，但吃大量的甜食，就会造成土壅，壅堵、壅塞之后会伤及我们的肾脏，叫土克水。所以吃太多甜的会伤肾，叫"骨痛而发落"。骨头疼，号脉时如果右手关脉很有力，这时候上面的气降不下去，金不生水，中焦就会郁堵。只要右手关脉粗大有力，就应该少吃甜的。肾主骨，肾不能养骨，骨头就酸痛，头发就掉落了。

辛味是补肺体的，肺有宣发和肃降的功能，辛味对肺的宣发有帮助。花椒、辣椒、酒都是辛味的，肺属金，金克木，花椒、辣椒、葱、姜、蒜等辛味的食物吃多后会伤肝。伤肝之后表现为"筋急而爪枯"，指甲就枯槁，上面就有很多棱，没有光泽，这是辛。所以喝酒喝多了指甲都不太好，因为白酒是辛味的。少量辛味可以补肺，能够疏肝。辛味多了之后会伤肺，也能伤肝，所以我们肉体养生想养好，五味都不能太过。

咸多了会怎么样呢？咸入肾，肾脏属水，水是克火的。所以咸的食物吃多了会伤心。心主血脉，我们身上所有的血脉都和心有关系，会"脉凝泣而变色"。家里腌腊肉，把盐撒在鲜肉上腌的时候，肉会滴水，鲜肉上的水都腌出来了，这就叫"脉凝泣而变色"，就是脱水了。西医说渗透压升高以后，细胞内液向细胞外转运，血管内的水分向血管外转运，人都腌干了。所以常吃咸的人会瘦一些，你把自己当成一块肉，吃咸的之后，就变瘦了，就和腌腊肉一样。

2.运用五气五味来养生

天食五气，地食五味，五气和五味共同使我们的身体康健。所以出现五气太过的时候，我们就要做些调整，比如风太过就避风，暑太过就避暑，湿太过就吃点冬瓜、丝瓜等除湿的食物，燥太过，可以用加湿器，吃点水果，这些方法都可以除燥，寒太过就要保暖。我们要注意保养，要接受风暑湿燥寒：春天我们吹吹风去春游；夏天我们晒晒太阳，借暑气把寒散掉，把浊气排出去，借助暑气来养身体；秋天我们借助燥气把体内的湿除掉；冬天借助寒气促进阳气往里收，所以穿衣服不要穿太多，让我们稍微受点凉受点寒，稍冻一下，有利于藏精。我们要善于利用大自然的五气来养我们的身体，当五气太过的时候要避一下。吃食物的时候用五味来养五脏，酸苦甘辛咸都不能太过，这是个总体原则。但是我们每个人体质不一样，个性不一样，比如有些人就适合稍微吃点甜的，因为长期思虑过度稍微有点脾虚，吃甜的舒服些。有些人长期用眼过度，吃点酸的眼睛就舒服些。五味偏嗜跟人的体质状态有关，感觉哪个吃得舒服些就可以多吃点，但是也要坚守中道，可以稍微偏一下，不能偏太过，学会利用五气五味来养我们的肉体。

四、五气太过的危害

1.一个简单的操作，就能缓解热疹

再来说说五气太过的问题。风对应春天，风太过会伤肝，伤肝我们就痒，所以春天很多人患皮肤病，受风之后会痒。夏天是暑气当令，暑太过会伤心，伤心之后就发热、面赤，"诸痛痒疮，皆属于心"，夏天暑气太过，很多小孩身上长火疖子，还有些小孩皮肤上的毛孔开启太过，起很多疹子。我女儿小时候身上长了很多红疹，抹了很多药效果都不好，最后把空调打开，将室内气温从三十多度降到二十七八度，一个晚上就好了。所以在夏季当皮肤很痒、很红，心里很烦的时候就是伤了暑气，伤了心，就会出现面红、目赤、身上长疖肿的症状。长夏湿气太过容易伤脾，伤脾之后会出现泄泻，湿气重浊，会觉得很困很累。秋燥伤肺会出现干咳、咯血、皮肤干燥。冬天寒伤肾，就会筋骨疼痛。这么复杂怎么记得住呢？比如夏天很热，出点汗，可以的，晒晒太阳，可以的，但是气温达到四十多度，就要到阴凉的地方去避避暑，就连小狗、小猫都知道夏天要到太阳晒不到的地方去避暑。冬天寒气伤人，就穿暖和一点，家里有暖气，也不要调太高，二十多度可以了。肉体就像我们开的车一样，我们是司机，讲这么多，五气伤人也好、五味伤人也好，就是讲什么样的情况会对车有伤害，车撞墙会损伤，车开到沟里会损伤，掉到水里会损伤，感觉好像很复杂，但其实都是常识问题。

2.食物中的气

为什么五味太过会伤人？因为酸、苦、甘、辛、咸会影响气的升降开合，这个升降开合反过来会作用于我们的肉体；比如说酸味药会促使气往回收，苦味药、咸味药会促使气往下沉，辛味药会促使气开。过食酸味食物，气往下收太过会伤脾，为什么？因为脾主升清，胃主降浊，过食酸味食物，气往下疏泄厉害，脾升清功能就弱，气升不上去，就郁在里面，皮肤就会受伤，会起老茧，瘀滞化不了就会长硬节；过食辛味食物，辛是发散的，能疏肝木，发散太过，肺气敛不下来，就会伤肺。站到形的角度去看气、看神，这就是五味对整个气机升降开合的影响。食物会产生气，还会促进体内气机的升降开合，还会养我们的肉体，但过食五味会导致气升降开合过度，也伤人，这是食物的影响。我们谈五味、谈五味对气升降开合的影响，这些已经跳出了营养学的范畴，这里面讲的是气，讲食物的气足不足，讲气的影响在哪里，而不是营养。

我曾经到医院里去会诊一位患者，这个患者患了脑梗死，刚刚发病一星期，说话吐字不清，痰很多，需要拿吸管不停地吸痰，神智也不太清醒，这种情况下，吃食物应该注意什么呢？患者当下整个能量都在往上调，调上面（大脑）去了，下面是虚的，上实下虚，中焦脾胃运化不及，要吃些清淡的食物，这样才恢复得快，而我到医院里去看患者的时候，患者饮食中有大量的牛奶、鸡蛋等高蛋白的食物，因为家属认为大脑恢复需要营养。此时患者需要不停地大量吸痰，却还让他喝大量的牛奶、吃大量的鸡蛋补充营养，这显然不对。

所以，我们每次诊治之时都要好好想一想，患者缺不缺营养，就算给营养他能不能吸收？所以不是营养的事，是食物产生的气在发挥作用，是食物对气的升降开合产生了影响，还有食物五味过度之后导致升降开合失司而对身体产生了影响。

五、养形的原则

养好身体，讲得这么复杂，有没有简单的操作方法？我前面讲过基本的原则。就好像烧柴油的车只能加柴油，烧汽油的车只能加汽油，必须遵循一定的基本原则，就是要求我们要向内找，看自己的身体。

大家上学的时候，一直在学数理化，学各种技能，这是因为我们要适应社会，要有求生之道，求生活、求生存，这叫求生之道。但是后来发现，要适应社会，求生之道需要不断提升，最终从向外求转到向内求。一个人通过向外求，挣到钱，有吃有喝，有房子住，能养活自己，这并不能使人长寿，这时还要向内求，要去感受体内气机的运行和变化，感受食物对气机的影响，感知天之五气对气机的影响，感知情绪带来的反应对气机的影响。通过这些感受了解外界因素对我们体内气机的影响之后，再进行调节，这就是我们所谓的求生之道、健康之道、长寿之道。

六、从气与神的角度看养形

1.神不守舍是怎么回事？

养生的重点在养形，在讲养形的时候，我们不能孤立来看，还要考虑气和神，因为形、气、神三者是一体的。我们讲形的时候，也要考虑气和神。人活一口气，气行则血行，气滞则血凝，所以肉体感到不舒服的时候，要考虑气够不够？气运行是否通畅？这个道理很简单，流水不腐，户枢不蠹，气行通畅，血就通畅，气行不畅，血行就不通畅。所以我们通过食物把气补起来，通过食物使气运行通畅，才能使肉体更舒服。这是从气的角度来看。

从神的角度来看，神会对气造成影响，肉体要想舒服，就要和神很亲近，如果没有神，肉体就是行尸走肉。也就是说，当神不在体内，神不当家的时候，人就是行尸走肉。

很多时候，临床上会见到患者神不守舍的情况。肉体就是神的房子，患者的神不在他的房子里面，叫神不守舍，他吃饭不知道饭香，喝茶不知道茶香，活着的肉体就跟行尸一样。所以肉体要养好，还要靠神在里面加持。要养好形，必须要考虑养好气和神。

2.借用气和神来养形

第一气要足，第二气运行要很流畅。我们可以通过很多方法让气流通。前面讲"流水不腐，户枢不蠹"，要达到这个效果，可以通过很多方法。比如会练功的通过练功来达成，实在不会的可以种地，不会种地的可以跑步，最终目的就是使气流动起来，武术上有句话："内练一口气，外练筋骨皮。"通过外练筋骨皮，肌肉就会壮实，血脉会更通畅。内练一口气，首先气要足，其次要会引导气在体内运行。运气就是要通过意念、通过神去引导气在体内运行，这就是导引。当用神去导引气在体内运行的时候，气之所至，病就消除了。大家可能不好理解，我举个简单的例子，大家可以试试将双手放在百会上，从百会向两边梳头，梳头要轻，要非常专注地梳，这样可以使气从头顶往下降，气降的时候，身体的能量往下流，就会感到舒服，这就能够治病。这里有个核心要求，就是用神必须很专注。随便梳就是止痒，如果非常专注地梳头，就是导引，止痒和导引，就差在一个用神上。不用神，就是被动的挠痒；非常专注地梳，就是主动的导引。把气从头上梳到手臂再到手指，就把气导到下面来了，引到手臂上去了，肩膀疼痛就好了。这导的是体内的阳气，也就是把阳气导引到病位上去。真正的导引是非常轻微的，非常轻地把阳气导引到病灶上去。从上向下，从阳到阴导引过去。

食物会产生气，气往上运行，会养我们的神，这是从阴向阳，气再往下走养形，神形互根，神形互动，神形互朝，它们互相滋养。没有形，神就是虚的，没法养。没有神，形就得不到养育，反过来就不能滋养神。

人如一棵树，立于天地间，白云朝顶上，甘露洒须弥。人就站在天地之间，在阳和阴之间的这个地方，"白云朝顶上"，就是我们下面阴性物质气化向上去养神，上面的阳气下降以后也会去养形，阴阳互动，阴阳互朝。

想养生长寿，形、气、神不可分离，我们站在形的角度要看到气和神，站在气的角度要看到形和神，站在神的角度要看到气和形，不可孤立地谈养生，三者都养好才能长寿。

这节就讲到这里。大家把这次讲课的内容好好看看，琢磨一下五气是怎么养人的，五味是怎么养人的，五气是怎么伤人的，五味是怎么伤人的，然后琢磨一下五味是怎么促进气机升降开合的，再通过五味来调整气的升降开合，来调整情绪变化。比如有的人受到了惊吓，恐伤肾，恐则气下，这个时候不能吃酸的、苦的、咸的药物或食物，要用辛味的药提一提。所以五味可以调节情绪，食物的味道可以调节情绪，可以改变情绪。这里面看着简单，不过酸、苦、甘、辛、咸五味，其实很复杂，有本书叫《辅行诀》，就讲用五味来治病，看着好像很简单，其实很复杂。

| 养生问答 |

❓ 学生问：对食物进胃的感觉和寒湿等食物越来越敏感，是因为气越来越足了吗？

老师答：这叫觉知力。当一个人神很清的时候，他的脑能量很足，味觉、视觉、听觉、感觉、嗅觉等都比别人敏锐，这叫觉知力。这个觉知力与人的内在能量有关系。当一个人内在能量很高的时候，他的听力、视觉、嗅觉都会变好，觉知力很强。觉知力强到可怕的程度，就好像有神通一样，神通也是内在能量提升造成的。

❓ 学生问：肝宜疏不宜补，酸又补肝，这两者如何理解？

老师答：肝体阴用阳，一个体一个用，我们在讲补肝的时候，要明白是补它的体还是补它的用。酸味的食物能补肝的体，比如经常熬夜、看手机、眼睛干涩，这是肝体不足，肝血不足，这时吃酸味的食物可以补肝之体。当一个人心情郁闷，舌有齿痕，口苦，就是肝郁，可以吃辛味的食物补肝之用，帮助疏肝。有时候需要补肝体，有时候需要补肝用。

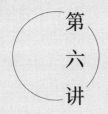

第六讲

养生之术十二字（上）

一、养生十二字

接下来我们分享"养生十二字"，这十二字分三堂课来讲，上中下，今天讲上。哪十二个字呢？大家可以记一下："阴阳对，同名配，三才位，全息汇。"这十二字，源于一位研究传统文化的专家，他造诣颇深，把传统文化与中医充分结合，悟出了很多中医的道。此十二字真传是其学术思想的精华，我们分三堂课讲。

"阴阳对"就是说我们人体有阴有阳，是相互对称的，"道生一，一生二"，"一"就是气，"一生二"就是气分阴阳，所以有阴就有阳，有阳就有阴。在我们的肉体中是这样，在生活中也无处不体现阴阳，生活中有很多事情使人伤心，大家感觉这是坏事，其实所有的坏事背后都有益处，事物都是一体两面的，凡事有弊就有利，大家只是没有看到。举个很粗浅的例子，比如一个人中了 500 万彩票，这是好事，令人高兴，但好的背后是坏，后面会有坏的事情相对应出来。阴的背后是阳，阳的背后是阴，要看到事物的另外一面。阴阳是相互对应的，在生活中、工作中大家都可以体悟到，无处不是阴阳。当我们知道"阴阳对"之后，按照我们体内阴阳的变化，就可以在养生方面应用。

《医宗金鉴》里面有一句话"从形究气曰阴阳"，我们身体有个大的阴阳，有形的肉体是阴，无形的背后是阳。"从形究气曰阴阳，即气观理曰太极"，从有形的肉体去研究背后无形的气，从气的角度研究其升降开合，研究其运转模式，"即气观理"中的理就是太极模式。这个就是"阴阳对"，我们后面系统讲。

第二个就是"同名配"，具体到治疗上面去了，我们有形的肉体里面气在运行，温养我们的肉体，所以想要身体健康的话必须琢磨好身体里气的运行规律，气的运行规律有升降开合，气的运行通道有奇经八脉、十二经脉。具体到某一经脉是如何运行的呢？

同名配，是从经络名称来谈的，比如手阳明大肠经与足阳明胃经两经同名，他们所循行的地方相互对应，运用好了能解决很多治疗上的问题。

"三才位"，天地人三才，我们整个人分为上中下三部，我们身体每一个局部也分为三部，比如食指，分为上中下三节，皮肤分表中里，这些也是三才。我们治疗的时候，天部对天部，地部对地部，人部对人部。通过三才对应，可以把对人体的研究系统化。我们在研究有形肉体的时候要把它系统化、精准化，这样在养生、治疗、保健的时候才能达到很好的效果。

"全息汇"，就是上升到道的层面去，无处不全息，人体每一个局部都是一个小的整体，通过调整局部，就可以解决整体的问题，这是一个大的话题。

二、阴阳对

1.人体的阴阳

我先从阴阳对开始讲。要想把阴阳对理解好，首先要从前面《医宗金鉴》"从形究气曰阴阳，即气观理曰太极"说起，人是一个有形的肉体，受无形的气支撑，如果分阴阳，有形的肉体是阴，无形的气是阳，我们人就是阴阳复合体，半阴半阳之物。有形肉体的阴也分为阳位和阴位，称阴中之阳，阴中之阴，比如人体胸腹部属阴，我们称为阴中之阴，人体的背部属阳，我们称为阴中之阳，因为整个肉体是属阴的。头为诸阳之汇，人的阳气向上朝，所以头部在整个肉体是阴中之阳，腹部是阴中之阴。无形的气属阳，这个气它也分为阳中之阴，阳中之阳，当气的振动频率高、外散的时候，振动频率高的部分就是阳中之阳。气的振动频率低的时候，振动频率低的部分称为阳中之阴。所以实际上我们人体是一气，气在上面、在外部的时候振动频率高一些；当气往内部、往下走的时候，振动频率偏低一些。气往外走是由阴向阳转化。气往内收，振动频率偏低，是由阳向阴转化。

大家可能不好理解，举个例子，空气中的水蒸气里面的水分子如果振动频率高，水就会变成云彩往天上飞，当它振动频率低的时候，水就会变成雨水降到地面上来，所以无形之气振动频率的高低决定了它的走向、趋势。人是个阴阳复合体，这个肉体有阳则生，无阳则死。

人的肉身需要阳气来温养，有阳气的时候人才能健康地活着，没有阳气的时候，人自然就死亡。大家觉得这有点玄乎，其实一点都不玄乎。你们看树上的树叶，当春天来的时候，整个阳气往上升，树开始长叶子；夏天的时候，阳气最旺，枝叶最茂盛，叶子长得最肥厚；秋天阳气往回收，叶子开始枯黄；冬天阳气藏在根部的时候，树上没有阳气，这时候树叶就会落下来。有阳气则生，无阳气则死。大家看夏天的树皮是鲜活的，树枝是柔软的，这就是有活力。当冬天阳气往回收藏的时候，树的树皮是干枯的，水分也很少，整个树枝用手一掰是很脆的，所以有阳气则生，无阳气则死，人体也一样。

谈养生，肉体背后这个阳气非常重要。

2.头怕冷其实是阳虚

有形的肉体和阳气的关系怎么理解呢？比如头属阳位，是阴中之阳，阳气趋于上，阳气向上的时候整个头部阳气就更足一些。四肢末梢也是这样的，阳气由中央向四周释放的时候，手脚的末梢和头一样，也是阳气汇集的点，所以手指的末梢更接近于阳，末梢属阳，手末梢跟外在是相通的，头顶跟外在是相通的，脚末梢也跟外在是相通的，皮肤表面也是。所以阳气从中央向四周释放，头顶、手脚、四肢末梢，它们都是阳位，都趋于阳，跟外在相通，相当于一个窗口。

怎么判断体内阳气足不足呢？因为头是阳气往外输布的一个末梢环节，所以当阳气不足不能向四周释放的时候，头就怕冷，手脚冰凉，这些都是阳虚的症状。比如很多女孩子过来看病，切脉的时候，手是凉的，头怕冷，要戴个帽子，脚也怕冷，要穿袜子。

阳气从内向外释放不出来，释放不到手末梢去，这时候我们需要把阳气补起来，并让它释放。这种情况还要鉴别虚证和实证，虚证就是单纯的阳气不足，阳气不能从中央释放到四周、到头顶。那么稍微偏于实证的是什么呢？阳气从中央到四周释放的通道受阻了。阳虚的时候，可以用小建中汤加上炮附子，把阳气扶起来。如果患者舌质红，眼睑也红，口苦咽干，手脚发凉，阳气从里面升不出来，这就是阳的通道受阻了。这时候要用逍遥散、四逆散这些方子，使阳气从中央布散出去。那么阴呢？无形的阳向内收会转化成有形的阴，当我们心静的时候，阳从外向内收的功能就加强一些，阳转化为阴，怎么判断阴够不够呢？越是心静不下来的人，它的阳越收不回去，他的阴不够，舌头伸出来，上面就有很多裂纹。体内的阴分不够，是阳气收不回去。如果阳入了腹，它会向阴转化，转成有形的物质储存起来。所以如果想长胖，就要好好睡觉，饱吃酣睡会长肉。小孩子长身体是晚上长的，白天活动，是阴向阳转化，晚上是阳向阴转化，所以要想养阴（有形的肉体），就要静下来，要好好睡觉。

在阳与阴的关系上，有个词叫"阳主阴从"，阴所有的功能体现全靠阳来支撑，比如我的手在动，这是背后的阳在驱动它，如果没有阳，手就动不了。阳主阴从，有形肉体的一切活动都离不开背后的阳气。

3.人体的十二经脉

气在有形的肉体上运行有规律可循。中医上说"肺朝百脉""肺主气"，身体有奇经八脉、十二经脉，肺经为起始点，气在经脉中周流循环，二十四小时循环五十周。奇经八脉、十二经脉就是气血运行的通道和主干。人体气的运行就从一个比较宽泛的升降出入运动，落到具体的经上去，由宏观到微观，由高维到低维。

现在介绍一下十二经脉：①手太阴肺经、足太阴脾经，这是太阴之气。②手阳明大肠经、足阳明胃经，这是阳明之气。③手太阳小肠经、足太阳膀胱经，这是太阳之气。④手少阳三焦经、足少阳胆经，这是少阳之气。⑤手少阴心经、足少阴肾经，这是少阴之气。⑥手厥阴心包经、足厥阴肝经，这是厥阴之气。

十二正经上包含这几对表里关系：①太阴对阳明。肺与大肠相表里，手阳明大肠经与手太阴肺经互为表里关系；脾与胃相表里，足太阴脾经与足阳明胃经互为表里关系。②太阳对少阴。心与小肠相表里，手太阳小肠经跟手少阴心经互为表里关系；膀胱与肾相表里，足太阳膀胱经和足少阴肾经互为表里关系。③少阳对厥阴。三焦与心包相表里，手少阳三焦经跟手厥阴心包经互为表里关系；胆与肝相表里，足少阳胆经与足厥阴肝经互为表里关系。太阴对阳明，太阳对少阴，少阳对厥阴，一脏一腑互为表里。阴阳对这几个关系了解之后，在临床上就可以利用这种关系治病。举个例子，手太阴肺经的问题，可以在手阳明大肠经上运用针灸或者推拿治疗，也可以在足阳明胃经上治疗，这个阴阳是相对的。还有奇经八脉：任脉和督脉相对，阴跷和阳跷相对，阴维和阳维相对。此外，还有一个前后上下左右关系，后属阳、前属阴，二者相对。

比如任脉的问题，可以在督脉上治疗，前后相对。就像跷跷板，一边落不下去，另一边就升不上来。我们想让一边降下去，就要把另一边升起来。中医有后病前治、前病后治、上病下治、下病上治、左病右治、右病左治。前后是阴阳，是相对应的；左右是阴阳，是相对应的；上下是阴阳，是相对应的；中央和四肢也是相对的。

4.左病治右，右病治左

上下、左右、前后、内外四对，加上太阴和阳明、太阳和少阴、少阳和厥阴三对，这是七对，大家要记好，我们在临床上治病的时候经常用到，非常灵活。

经常有患者过来跟我讲：大夫，我腰疼背疼。一般人可能会想：腰疼背疼，那就治腰治背。但仔细诊察就会发现他的腰背疼痛在于气机升不上去，表现为左寸不足，左关郁滞。这时候在右手大拇指扎一针，把胸部的气稍微调一下，扎了针之后，很快腰就不疼了，背也舒服了。很多腰背部不舒服的原因不是在后面，而是前面的气降不下去，因为前面气降不下去，所以后面的气升不上来，这就需要后病前治。我们在临床上，最愚蠢的治法就是哪儿疼治哪儿，头痛医头、脚痛医脚、腰痛治腰，这是疗效最差的治法。

治疗时我们一定要去找到疾病的对应点，就是阴阳对。左边不舒服治右边。比如左脚崴了，可以在右脚踝上治，左右相对，在右脚上进行拍打治疗，效果会很好。还有上下相对，左脚崴了之后，还可以从右手的腕关节下手，这就是左右和上下相对，两个阴阳对。因为左脚和右脚是阴阳对，上面和下面是阴阳对，这里面包含两个阴阳对，在右手附近下针，治疗会有非常好的效果。但具体在右手哪个部位下针最好呢？除了阴阳对之外，还有同名配、三才位，后面我们具体再讲。

细说阴阳对，首先大阴阳，其次才是小阴阳，大阴阳就是肉体的病，要调无形的气。从器质上来讲，身体无力，四肢麻木，这是肉体——形的疾病，原因在于气机运行不通畅，那么我们要调气，气运行好了，血行通畅，疾病才能痊愈。所以肉体的病，要从大的阳——气来治。

5.阴中求阳，阳中求阴

当气不够的时候，我们该怎么办呢？我们要从阴治，阴中求阳，阳中求阴。比如我的很多患者过来治病，说很乏力，气不够，我观察到患者很肥胖，就通过揉肚子、艾灸把有形的物质气化，哪怕气化一丁点，气足了一些，病就好一些。

气不够要从阴治，阴不好要从阳治，从大的阴阳来调整。因为阴病求阳，阳病求阴，阴阳是相互转化的。具体到肉体上，还有小的阴阳，前面说的前后、左右、上下、内外，加十二经脉和奇经八脉。

阴阳对还有一个方面：经络有起点和终点，起点和终点也是个阴阳对，起点的问题可以在终点解决，终点的问题可以在起点解决。比如任脉、督脉和冲脉这三条脉的起点都是下焦的会阴穴，任脉、督脉相交于龈交穴，起点在会阴，终点在龈交穴，会阴穴胀、前列腺炎可以扎上面龈交穴，会阴就不胀了。了解之后，局部找同名经，太阳对太阳、阳明对阳明、少阳对少阳、太阴对太阴、少阴对少阴、厥阴对厥阴、任脉对应督脉。冲脉和带脉不一样，冲脉是正中间的脉，是十二经脉之海，冲脉是上下对应；而带脉上是前后对应、左右对应。

阴阳对虽然看起来很简单，但有非常好的实际指导意义。比如很多患者膝关节不舒服，去医院拍片子，膝盖有积液或者骨质增生，治疗用润滑药物，打玻璃酸钠，这都是针对局部治疗的。前面说过，针对局部治疗的头痛医头、脚痛医脚，效果是最差的，还有很多副作用。左膝盖不舒服，我们可以在右膝盖治疗，在右膝盖上拍打、刮痧，收尾的时候在左膝盖轻轻搓一下就行了。百分之八十功夫用在右膝盖，就在收尾的时候在局部疼的地方——也就是左膝盖上动一下，就会取得好的效果，这个是左右对应。那上下对应呢，如果左膝关节不舒服，可在右肘关节下手，在这个地方拍打刮痧，调好之后，最后在左膝关节上再调整一下。扎针也可以，左膝关节不舒服，我们在右肘关节下针，会起到很好的效果。

如果大家不太相信，回去之后实践一下，会发现就是这样。很多患者肩关节不舒服，这时候你怎么知道治哪儿呢？左肩关节不舒服，在右边的髋关节附近敲一敲，因为肩关节和髋关节是相对应的。所以左肩关节不舒服，那么右腿髋关节就有问题，右腿髋关节有问题的时候，左肩关节也不舒服，他们是交叉对应的。人体在运动过程中，始终是求平衡的，所以当一条腿跛的时候，一个肩膀也歪，慢慢地这个人的平衡就出问题了。火柴棒医生周尔晋就是利用 X 形平衡疗法治疗的，本质上就是应用阴阳对的理论。阴阳对运用好以后，可以非常灵活地处理好多问题。

大阴阳和小阴阳，大阴阳就是整体的阴阳，阴可向阳转化，阳也可向阴转化。小阴阳，是肉体的阴阳，通过左右、上下、前后互相对应，调理肉体内气的运行。

| 养生问答 |

？ 学生问：感觉左耳凉怎么处理？

老师答：所有头部的凉都和阳气不足有关系。阳气不足的原因有两个，一个是阳虚，一个是阳郁。所以如果你只是一只耳朵凉，其他部位不凉，可能与阳郁有关系。人体内气机左边升右边降，所以要用柴胡剂，用有柴胡的药方，如小柴胡汤，利用柴胡疏肝的作用把阳气提升一下，把阳气通道打开就好。

> ❓ **学生问：坐时间长了，站立时左胯酸痛，从右肩治吗？怎么治？**

老师答：对，左右相对、上下相对，今天讨论阴阳，左右相对，上下相对，所以叫阴阳对。你左胯不舒服，在右肩附近拍打、刮痧都可以。

> ❓ **学生问：右腿环跳痛，除了拍委中穴外，还需要拍左边环跳吗？**

老师答：右腿环跳痛，拍左上肢，从左肩附近入手治疗，不要死盯着腿。交叉对应，左右对应，上下对应，前后对应，前病后治，后病前治，上病下治，左病右治，中央有病四周治。把阴阳对练好之后，就有了一个宏观的思路。

> ❓ **学生问：老师，胃病治哪里？**

老师答：胃病很好治，前病后治，很多人胃病都跟胸椎有关系，很多慢性老胃病不舒服，都与胸椎错位、督脉不通有关系，所以胃病在背后治。

> ❓ **学生问：老年人双下肢水肿用阴阳对如何理解？**

老师答：整个肉体是阴，阳气是阳，双下肢水肿说明支撑肉体的阳是不够的、不足的，所以肉体出现水肿的时候，要把阳气扶起来，运用真武汤或者艾灸治疗，这时候下面水肿就好些了。

养生调理先考虑大阴阳，再考虑小阴阳，在座各位问的好多问题都是小阴阳，身体局部的小阴阳。我们很多病都是大阴阳的问题，先把大阴阳调理好，看整个阳气够不够，整个阳气够了，病就好一半了。整个阳气够了之后，再看气血通不通畅，通畅了，病就好得差不多了。因为不通畅的时候，在肉体上有反应，左病右治也好，上病下治也好，其实是调气的重新分配。我们的十二经脉、奇经八脉，都是调通道的问题，小阴阳也都是调通道的问题。把整个大阴阳调理好，大的阳气就扶起来了，之后再去讨论通道的问题。阳都没有，谈何通道？

❓ **学生问：是不是气虚要治血？**

老师答：气虚不是要治血。气是由阴转化的，气虚的时候可以直接补气，吃食物也能补气，食物也属阴，比如排骨汤，它就属阴，能转化为气。这就是阴阳转化。

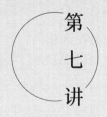

第七讲

养生之术十二字（中）

上一次讲了阴阳对，阴阳对首先谈大阴阳，大阴阳就是说如果把肉体看成阴（阳化气，阴成形），那么在有形肉体的背后，就是无形的大的阳。阴和阳相对，这就是大的阴阳，所以我们在治病之前先要弄明白大的阴阳，如果不明白大阴阳，单是从小处着手，不仅效果不好，还会迷失方向，很多时候，大阴阳调和之后，疾病自然就好了，就像国家的宏观政策好了之后，老百姓的日子就好过了。所以一定要有大的方向、大的格局，大的阴阳调和之后，再调小的阴阳，就不会迷失方向，越是调好大阴阳，就越不会迷失方向。

一、同名配

1.同名经，同名配

什么是同名配？举个例子，手太阳和足太阳是太阳之气，是相对应的，治病的时候手太阳经上的病可以从足太阳经上去治，足太阳经上的病可以从手太阳经上去治；手阳明和足阳明是同名的，手阳明经上的问题可以从足阳明经上去治，足阳明经上的问题也可从手阳明经上去治；手太阴经上的病可以从足太阴经上去治，足太阴经上的病可以从手太阴经上去治；手少阴经上的病可以从足少阴经上治，足少阴经上的问题可以从手少阴经上治；少阳经和厥阴经也是同样的，以此类推。这就是同名配，从大的阴阳到肉体的前后左右上下内外，再具体到细微的同名经上去治疗，这样治疗起来就有的放矢，更精准一些。

如何运用同名配？比如有患者来说，我腰疼背疼，我们就要想一想，背部有哪些经络：两侧是膀胱经，中间是督脉。那么治疗就可以通过上病下治、左病右治、前病后治、中央有病四肢求这些方法。背部的问题，可以从小阴阳的角度来处理，也就是从胸腹部来治，这是后病前治，也可以从四肢来治，这就是中央有病四肢求，最常见的就是腰背委中求，腰疼的时候在委中拍一拍，腰就不疼了，因为委中穴有足太阳膀胱经通过，而足太阳膀胱经循行也经过背部，所以可以通过委中穴来治膀胱经上的病。如果换个角度，足太阳膀胱经上的疾病怎样从手太阳小肠经来处理呢？小手指的外侧，是手太阳小肠经循行经过之处，足太阳膀胱经不通的时候，可以在小手指外侧扎针、按摩，这也就把足太阳膀胱经疏通了，同样可以治疗腰痛，这就是同名经同名配。

2.前病后治，后病前治

如果督脉不舒服，就要从前面下手，印堂是督脉所过之处，在印堂扎一针，可以疏通督脉，在两小指手外侧太阳小肠经上扎针，疏通太阳经，这三针就解决了腰疼的问题。这就蕴含了两个道理，一个是阴阳对，一个是同名配，阴阳对是指后病前治、内病外治、中央有病四肢求。

再讲一个案例，患者胃不舒服，去医院开了很多治胃病的药也治不好，后来找正骨的医生看，诊断为胸椎错位，阳气升不上来，导致胃不舒服，正完骨后，病就好了。所以有些胃、心脏的不适是胸椎错位的问题，这就是前病后治，前面不舒服，在背面刮痧、扎针、拔罐、推拿，把后面疏通好之后，前面的病就会好。

中央有病，通过四肢怎么治呢？足阳明胃经跟手阳明大肠经是同名经，所以胃不舒服的时候可以在手阳明大肠经上"下手"，在食指的内侧（大肠经循行经过）扎针或者按摩都有效，这是同名经，就是说足阳明经的问题可以在手阳明经上解决，手阳明经上的问题也可以在足阳明经上解决，这就是同名配。

再比如顽固性痛经，可以通过背后的八髎治，患者八髎穴位置有青紫的血管，扎针放血，或者在八髎拍痧，把八髎拍通后，痛经就缓解了。

后病前治，前病后治，这是交叉对应的。我们曾经治疗过一位子宫肌瘤患者，表现为崩漏，血一直止不住，吃很多激素也只能暂时控制，患者从外地到十堰来治疗，刚好我们在教柔性正骨，讲脊柱相关的疾病，于是就让患者来体验一下，发现患者脊柱不好，就给她做了摇龙骨（一种正骨手法），目的是把整个脊柱疏通。摇的时候左手按在腰背部，右手放臀部推动，摇了一会儿之后患者脊柱就舒服了，浑身发热了。当天下午患者来月经了，她很紧张，因为上次来月经两三个月止不住，现在来了就很怕，于是立即赶回老家去治疗，怕出血止不住。刚到家出血就很少了，第二天血就止住不流了，到医院做 B 超，子宫肌瘤直径原来有三四厘米，结果血排出来之后子宫肌瘤直径只有一厘米多，小了一大半。我们治疗子宫肌瘤总在子宫下手，很多时候用温经散寒的药、暖宫的药或外敷小腹的药效果都不理想，其实从背后把督脉疏通就能治疗，这是因为子宫肌瘤除了有寒，还有阳郁在下面的问题，就是阳气从督脉升不上去，郁积在下焦，子宫出的血是鲜红的，血止不住，这就是阳气郁在里面了，当把督脉疏通，阳气上去之后，循环就建立起来了。

前病后治的病例非常多，只要稍微懂点正骨的、刮痧的都知道。咳嗽、胃胀、腹胀、子宫肌瘤、痛经都可以从背部入手。相反地，背部的问题也可以从前面治，比如腰背疼在腹部扎腹针。

3.治病要找到关键

同名配就是太阳配太阳、少阴配少阴、阳明配阳明、太阴配太阴，还有任脉配督脉，任脉和督脉虽然不是同名但是它们前后对应，所以督脉的问题可以从任脉找，任脉的问题可以从督脉找。腰不舒服、背不舒服、脖子不舒服，可以在前面的任脉上找压痛点，找到压痛点把它疏通了就好了。很多患者颈椎不舒服、胸椎不舒服，可以在肚脐上方到剑突之间这个部位找找有没有包块，把包块疏通之后，这些结散开了，腰背就好了，这是前后对应。

手太阴与足太阴相配，举个例子：很多患者痛风，足大趾红肿疼痛，西医要吃秋水仙碱、止痛药，中医治疗非常快，怎么治呢？首先是阴阳对，左脚的问题从右脚治，左脚痛风，大拇趾肿痛，在右脚大拇趾上按摩可以缓解症状。还可以根据阴阳对的理论治疗，上下相对，左脚大拇趾出现红肿痛之后，在右手大拇指大鱼际附近可以看到很多青紫色血管，在这个部位扎针放血，把瘀血放出来，或用小罐拔罐，左脚大拇趾疼痛就会大大减轻，很舒服，如果尿酸不是很高，有的扎一次就好。任之堂中医门诊部当年装修的时候，有位做消防的小伙子脚大拇趾痛风发作，红肿、疼痛，来时一走一跛。他问我："余大夫，怎么办？"我给他治疗，一会儿就好了。左右是阴阳，上下是阴阳，如果左脚不舒服，在右手扎针，是两组阴阳对，具备了两组阴阳对，按照这个理论，我在交叉对应点给他扎针放血，当场就不疼了，一个星期后随访，好了，没事了！

再比如左脚崴伤了，治疗时在右手腕关节附近扎针，取穴时看脚受伤是内侧还是外侧，是哪条经？内侧受伤是足太阴脾经，在手太阴肺经扎针；如果是外侧太阳经，就在手太阳小肠经上扎针。

有些患者肩背疼得特别厉害，疼痛位置正好是手太阳小肠经所过部位，那么在手太阳小肠经上扎针可以吗？可以起效。那按摩足太阳膀胱经可以吗？也可以，在脚的外侧足太阳膀胱经上扎针按摩也可以起到很好的治疗作用。记住上病下治，肩周（手太阳小肠经循行之处）不舒服可以从脚上治，具体治什么地方，可以买个针灸挂图，参照太阳经、阳明经、少阳经的循行部位。中央有病四肢求，内外相对应，上下相对应，这样找到相对应部位之后治疗，就可以起到很好的效果。

二、三才位

我们前面介绍了阴阳对和同名配，大家可以在身上看看有没有哪不舒服？比如肘关节不舒服，要从腿上交叉对应到膝盖上治，到膝盖上治哪个地方呢？膝盖也有前后左右，对不对？那再看具体不舒服的地方，然后在膝盖上找到同名经对应治。这时就用到两条原则，一个是阴阳对，一个是同名配，这两条具备之后效果就很好了。

1.天、地、人

有没有更好的办法可以一针见效呢？如果配上三才位效果更好。什么叫三才？天地人称作三才，我们从中医角度讲上中下是三才，表中里是三才。一个站立的人，头在上，中脘在中，脚在下，天地人三才。头顶天，脚踩地，中间是人，放在人身上就是上中下。我们在地球上局部看是上中下，但从地球这个整体来看，地球上所有人的脚都朝向地心，可以发现没有上下之分、内外之分、表里之分，所有的大脑都朝太空，所有的脚都朝地心，所谓的上下，从地球整体来看，就是内外。我们人体的气机除了有上下之外还有开合，所以人体气机就有两个模式，有时候以上下为主，有时以开合为主。开合就是上下，举个例子：我们的皮肤表皮就对应天部，皮肤下面的骨骼就对应地部，中间就对应人部，它是表里关系而不是上下关系，所以表中里也是三才。天与表是相对应的，人跟中是相对应的，地与里是相对应的。找到对应关系对我们养生、治病有什么指导意义呢？那就是以皮治皮，以骨治骨，以筋治筋，以肉治肉，一一对应。

2.以地治地，以天治天，以人治人

举个例子：患者左侧腰部膀胱经附近长了很多疱疹，又疼又痒，怎么治疗呢？首先中央有病四肢求，阴阳对，可以在手太阳小肠经上扎针，那么扎手指哪里呢？手指可以分三节，最上面一节对应天部，中间一节对应人部，下面一节对应地部，天地人三才就出来了。腰一般对应地部，背一般对应人部，颈椎对应天部，所以扎针要在小指的外侧（手太阳小肠经循行经过）地部这一节，以地治地，以天治天，以中治人。再看现在是骨头疼呢还是皮肤疼呢？手指上有皮有肉有骨，以皮治皮，以骨治骨，以筋治筋，以肉治肉，要相互对应。

颈椎不舒服怎么调呢？颈椎在上部、在天部，颈椎两侧为足太阳膀胱经，对应手太阳小肠经天部（小指第一节）。就这一小节就可以调颈椎，以天部治天部，以人部治人部，以地部治地部，这样就把三才位用上了，取了阴阳对，取了同名配，再加上三才位，这三条原则都用上，一针下去就有效。

再比如头不舒服了，头是天，头部后面足太阳膀胱经不畅，扯得头顶不舒服，这时在小指末梢扎一针，就会起到很好的效果。

3.治病要沟通天地人三才

中医是要悟的，头在上面，属天部，皮肤在表，也属天部，皮肤和头部同属天部，所以当大脑静不下来，阳气外散的时候，我们体内真气也会从皮肤上外散，皮肤的疼痛阈值就会大大降低，对针刺特别敏感，这样的患者是非常怕疼的，大脑一般也静不下来，为什么呢？天地人，天部对应头部，表中里，皮肤表皮也对应天部。能量从内往外散，内虚则外张，阳气外散的时候，大脑就静不下来，皮肤也是一样的，这种患

者皮肤非常敏感，所以给他扎针的时候，对方如果很怕针、怕疼，你就知道他大脑不容易静下来。扎针的时候，从皮肤扎到骨膜上去，就是引阳入阴，就是沟通天地人三才。

我曾经治疗过一位患者，他腰酸、腰痛，右手肺脉亢，整个气浮于表，治疗从皮肤把气收回来，从表收里，腰酸、腰痛就好了。我在他的小手指螺纹上用针轻轻地点刺一下，这触及天部，然后再慢慢扎进去到骨膜上，在骨膜上点刺，这是触及地部，把天部的能量引到地部，就这么一针扎下去，然后在骨膜上留针，过了一会儿我问他还腰酸吗？他说不酸了。

我们的胃在中部，在人部。我们腿的髋关节、膝关节、踝关节也是三才，膝关节也相当于人部。所以很多人膝关节不好，这种情况从哪儿治呢？从中医基础理论角度来讲，肝主筋，膝为筋之府，与肝有关系。阳明主宗筋，束筋骨，利关节。阳明胃经与膝盖有关系，膝盖从三才位理解的话，为天地人中的人部，整个人的中焦就是人部，我们的肝、胆、脾、胃也在中焦，两者其实是相通的，所以膝盖问题大多是肝、胆、脾、胃的问题。

很多患者来我这边看病，来的时候走路一瘸一拐的，我在肘上扎针，扎完之后立马就好了，在肘关节扎针是因为肘关节也对应人部。

"心胸内关谋"，胃上面心窝这个地方不舒服，在内关扎针就可以通畅气机。所以通过扎内关穴，就可以把心胸气机打开，把中焦气机打开之后，膝盖就好了。左膝盖疼的，在右手用针，阴阳对，上下左右阴阳，在右侧内关穴上扎针，左膝盖就舒服了。

这节课就讲到这里，下一讲是全息汇，当大家明白"阴阳对、同名配、三才位"之后，对疾病的认识会非常具体，到某一经、某一点上去，如果再把全息汇加上，知道无处不全息，这样思路就更广阔。扎针也好，按摩也好，都会打开大家的思路。今天就讲到这里，大家好好琢磨一下，十二字已经讲了九个字。

| 养生问答 |

❓ 学生问：老师，左手无名指弯不下去，使劲弯就痛，怎么对应扎针？

老师答：你可以在右手无名指附近扎针，也可以在右脚扎针。

❓ 学生问：心胸不是上焦吗？是天部吧？怎么治中部膝盖？

老师答：头对应上焦，心胸膻中到中脘这部分，调内关都有效。

❓ 学生问：老师，左边坐骨神经痛，对应右手上臂吗？

老师答：记住，首先找阴阳对，腿有问题，左腿可以找右腿，也可以找右上肢，这叫两重阴阳对，两重阴阳上再找出同名经，阳明对阳明，足阳明胃经对手阳明大肠经，足少阳胆经对手少阳三焦经，足太阳膀胱经对手太阳小肠经。咱们还没有讲到全息汇，当讲到了全息汇，就知道无处不是全息，无处不是穴位，就更灵活了。因为现在只是找到传统经络，按传统经络在阴阳对的基础上找到局部同名经扎针。

❓ 学生问：胃受凉就胀气，该扎哪里？

老师答：胃受凉是因为什么呢？是因为胃没有"火力"，"火力"来源于哪里呢？来源于心火，所以胃受凉是因为心火不足，要调心脏，可以用阴阳九针扎强心的穴位，天门透劳宫可强心，强心之后，心火增加了就会好些。还有一个前病后治，胃受凉不舒服，找到后背胸椎附近背部的对应点，调整一下，胃就好些了。

❓ 学生问：如果扎针不方便，点按、拍打可以吗？

老师答：如果扎针不方便，找准我说的地方，按摩也好、刮痧也好、点按也好，都可以起效。记住，一定是先找阴阳对，再找同名配，最后再找三才位。先确定大的方向，再逐步到某一经，到更具体的位置，最后到一个点。大家回去尝试一下，如果自己哪里不舒服，先找到一个点，把它治好，这个点一定在它的阴阳对上，在阴阳对上找，在同名经上找，在三才位上找，找到那个点，可能一针下去就好了，症结就打开了。

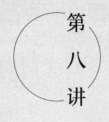

第八讲

养生之术十二字（下）

前面讲了阴阳对、同名配、三才位，这节课咱们继续跟大家分享全息汇。

一、身是菩提树，舌是菩提叶

1.从眼睛看五脏功能

佛教有句话叫"一花一世界，一叶一菩提"，就是说一朵花是整个世界的缩影，它就是一个小世界，一片菩提叶对应一棵菩提树。从中医角度来说，局部就是整体的浓缩，整个人是个小宇宙，外面是大宇宙，二者相互对应。如果把人的身体比作菩提树，那身上每个局部都是一片菩提叶，是整个身体的缩影，这句话听起来好像很简单，但实际上它的寓意非常深刻，只有明白这点，学中医才算登堂入室。

举个例子，我们中医诊断学讲望诊，望诊可以看眼睛，可以看舌头，可以看面部。以眼睛为例，眼睛分为五轮，上下眼皮属脾胃，叫肉轮；两个眼眦对应心，叫火轮；白睛部分对应肺，叫气轮；中间黑睛对应肝，叫风轮；里面瞳仁对应肾，叫水轮。整个眼睛是人整体的一个缩影。我在《一个传统中医的成长历程》这本书里讲到，如果白睛部分充血，俗称"兔子眼"，怎么治呢？因为白睛属肺，肝开窍于目，它是肝和肺的问题，所以治疗要清肝热、清肺热、止血，就用一味药——桑叶，既能疏肝也能清肺，还能止血，一般眼睛出血，桑叶30～50克煮水喝，发病当天喝，当天就有效果，第二天就好差不多了，如果发病时间较长，用药2～3天也有效果，这些都是在中医基础理论指导下开出的方子。所以我们要想学好养生，学好中医，就必须要明白局部是整体的浓缩。

身是菩提树，眼睛是菩提叶。

身是菩提树，舌也是菩提叶，舌头也是整个人身体的浓缩。

舌头为整个身体的浓缩，如果舌头对应整个人，舌尖就对应百会顶点的地方。舌尖痛在头顶扎针，或者在头顶梳一梳、按摩一下就会好转。头顶痛时，在舌尖扎一针，效果也非常好。把舌头伸出来，舌尖前面部分对应上焦，对应头和心肺，舌尖两侧对应肩，所以舌尖两边如果有齿痕，凹凸不平，提示可能有肩周炎，如果舌尖部有凹陷，说明大脑阳气不够，清阳不升，经常头晕，心脏也不舒服。舌两侧对应身体两侧，与肝胆有关系，舌中央对应脾胃，这就是局部和整体的对应关系。

2.人体的每一个局部都是一片菩提叶

人是一个整体，如果身是菩提树，人身体的每一个局部就是一片菩提叶，舌是菩提叶，手也是菩提叶，怎么理解这个关系呢？

举个例子，患者脑出血，头胀痛，紧急情况下可以通过指尖放血或者舌尖放血来治疗，因为手指头和舌尖都对应头部，所以当气上涌，头部血管压力增加破裂时，在手指尖和舌尖扎针放血，把血放掉以后，脑血管压力就减小了。

身是菩提树，手是菩提叶，那么叶子与叶子有什么关系呢？假如我们身体是 A，舌头是 B，手是 C，A 和 B 是一一对应的，A 和 C 也是一一对应的，那么 B 和 C 有什么关系呢？一样的，B 和 C 也是一一对应的。

举个例子，比如舌尖痛，我们可以在头顶扎针按摩，因为手指尖与头顶相通，所以舌尖痛时在手指尖刺几滴血也可以治疗。曾经有一位舌尖疼痛非常严重的患者，他在医院治了一个星期没有效果，很难受，于是来找我治疗，我用采血针在他中指尖扎破放血，血射出很远，可见里面压力多大，当血飚出去后，他舌头立即不疼了，因为中指尖对应舌的最尖端这个地方。

3.一阴一阳之谓道

局部是整体，整体也是局部，局部与局部是一一对应的。学好后，很多疾病就可以用非常灵活的方法来解决，不需要死搬硬套，也不一定要学很多穴位。其实从道家思维解释，这就是气，身体所有部位都是一一对应的，都是一气所化生的。

既然局部是整体的浓缩，我们怎么去判断局部和整体的一一对应关系呢？这里就要分阴阳二字，一阴一阳之谓道。分清阴阳之后，就可以一一对应了，整个身体的前胸属阴，后背属阳，手掌面属阴，手背属阳，阴与阴相对，阳与阳相对，阴阳分出来就好办了。

再举个例子，假如患者背部僵硬，不太舒服，我们观察一下，手握拳时，他的手指关节背侧有很多青紫色血管，手背也有青紫色血管，从中就可以判断患者整个背部瘀滞不通，所以他会感到颈椎、腰椎、胸椎都不舒服。给患者号脉时，患者手一伸，还没开始，我们先看到患者手指和手背，就知道他背部好不好，这就是"望而知之谓之神"。听起来很神奇，其实很简单，就是全息对应，局部对应整体，整体对应局部，我们看到患者手背有青紫色的血管，就可以直接判断他的背部气血瘀滞不通。

怎么治疗呢？调整局部就可以调整整体，前面我们说在舌尖、手指尖扎针可以减轻脑血管压力，治疗急性脑出血，所以当背部不舒服时，我们既可以在背部扎针，也可以在手背拍打刮痧，用非常小的刮痧板在手背刮，慢慢地刮下来可以找到很多小结节、瘀滞点，把它们刮开后，患者整个背部就轻松了。

上为阳，下为阴，手背是阳，手掌为阴。舌头也是，上面属阳，下面属阴，很多患者舌下静脉怒张，医生说身体有瘀滞，在舌下扎针放血，当时虽然可以缓解一下，但这种做法会伤正气。

我有一个学生的父亲，通过这种方法治疗之后，过段时间还是患了脑梗死。看到舌下静脉怒张怎么处理呢？要想它对应什么。

舌头上面属阳，下面属阴，舌下静脉怒张说明阴分有瘀滞。我们手背属阳，手掌属阴，所以大家看一下，凡是舌下静脉怒张的患者，手掌气色都不是很好，上面有很多瘀紫的血管，关节都是青紫的。那么怎么治呢？鼓掌，每天鼓个两三百下，坚持一段时间，舌下静脉怒张也就消失了。按脏腑来分的话，五脏是属阴的，六腑是属阳的，背部不通都和阳有关，手掌瘀滞都和阴有关，所以鼓掌能调五脏，能调理肝心脾肺肾，拍手背就能调六腑，调理大肠、小肠、三焦等。如果你用自己的左手心拍右手背，手背手心都锻炼了，五脏六腑就都调了。

二、身体状态如何，从手一看便知

1.手腕可以判断颈椎情况

手掌是个局部，是个菩提叶，上肢也是局部，也是菩提叶，整个上肢也可以代表整个人体，如果把上肢看成个人，那么腕关节，俗称"手脖子"，就对应脖子、颈椎，手握拳，这个拳头就对应头。前面我们讲过手掌对应五脏，属阴，手背对应六腑，属阳，手握拳，手掌握在里面，对应大脑，所以我们大脑的问题与五脏就有很大的关系，腕关节就对应颈椎，手背阳池穴就对应大椎穴。

如果经常"手脖子"发凉，也就是阳池穴附近发凉，如果有人有这种情况，可以仔细感受下，是不是自己的大椎以上到后脑勺也是发凉的。我经常讲，阳池穴就是阳气汇聚的池子，大椎穴就是所有阳经的交汇穴，阳池穴和大椎穴相通，颈椎对应手腕。如果颈椎不好，可以把手腕拍一拍，脖子就舒服了。

今天晚上讲课之前，我就在自己的阳池穴上扎了两针，因为我下午受寒了，脖子僵硬，我在阳池穴扎一针，现在就完全好了。懂了这个对应关系之后，就随时可以把疾病消灭在萌芽状态。如果不会扎针，可以刮痧，如果刮痧也不会，可以用手拍一拍，抹点辣椒水或者白酒、热酒揉一揉，都有效。

局部即是整体，整体即是局部，我们研究象思维就是逐步找到对应关系。再看我们前臂内侧是桡骨，外侧是尺骨。尺骨有个凸起的部位尺骨小头，如果拳头是头，再往下是脖子，那么尺骨小头就是肩头，如果肩膀不舒服，就从尺骨小头往斜向内按摩或者扎针，对应的肩部就舒服了。

道门针法中有个办法是一针治肩周炎，就用针从尺骨小头45°斜刺进去，一针就有效。原理很简单，就是象思维，拳头对应头，手腕对应颈椎，尺骨小头对应肩，针扎下去相当于把肩后面这块疏通了，当然也可以在这块刮痧，非常简单。

很多人喜欢戴手镯，不论是玉石、黄金还是银手镯都会在手腕形成一个压痕，压迫手腕关节。有什么坏处呢？把腕关节当成脖子，戴手镯相当于在脖子上戴了一个环，这个环压迫手脖子，就是压迫颈椎。很多喜欢戴手镯的人颈椎不好，就是手腕被长期压迫造成的。

手背面有阳池穴，前面有大陵穴，大陵穴对应什么地方呢？拳头相当于头，大陵穴相当于咽喉天突穴附近，所以咽喉不舒服，呃逆上气，在大陵穴扎针就舒服了。

小孩子发烧的时候我们要推天河水，为什么要推天河水呢？发烧时胃气不降，督脉不升。从手臂内侧向肘部推，相当于从胸骨正中经过胃、肚脐往下推，这就是象思维。大家把象思维学好之后，可以解决很多问题。

2.阳气足不足，看看大拇指

身是菩提树，大拇指是其中一个局部，也是菩提叶。如果大拇指是叶子，那么大拇指背后的正中央就对应督脉。大拇指指甲盖下面这块就对应颈椎，大拇指指甲盖下部就对应后脑勺，所以当你看到一个人指甲盖上没有"月牙儿"，泛青紫色，那么他后脑勺就是凉的，很怕冷，这个人阳气不够。

我再继续讲，手是菩提叶，那么手背腕关节处对应八髎部位。如果握拳，拳头对应头，则阳池这儿对应大椎。打开手掌，把整个手看作身体，阳池穴附近是八髎；握起拳头，这儿就是大椎。什么意思呢？八髎和大椎是对应的，所以八髎能量（阳气）不够时，大椎的阳气也不够。把手当作头的时候，手掌根部中央就相当于两锁骨中间的天突穴；把手当整个人的时候，这儿又相当于会阴，所以天突和会阴也是相通的。

把整个人的胸腔和腹腔看作一个腔体，天突这儿是上口，会阴是下口，上下的气是相通的，这是两个出气口。所以很多人咽喉不舒服的问题和妇科方面有关系。那么能不能既治上面又治下面呢？在大陵穴扎针、按摩，这样既把妇科病治了，咽喉病也治了。如果在阳池穴做艾灸，既能补八髎的能量，也能补大椎的能量，它们是相通的。

举个例子，大拇指作为"菩提叶"，其背后的正中心就对应督脉，指甲盖下面对应颈椎，所以如果脖子不舒服，也可以在指甲盖下面这个地方按摩，搓一搓，用小刮痧板轻轻刮一刮，刮二三十下，脖子就舒服了。如果没有刮痧板，也可以找一根筷子或拿支笔，用笔头在这儿刮一刮，脖子就舒服了。如果把大拇指看作一个人，那么大拇指掌指关节就对应八髎。正常情况下，大拇指和掌指关节可以弯到90°，很多人弯不下去，只弯到120°左右，这个关节是僵硬的。大家可以试试，这个动作做起来若是僵硬，骶骨和腰椎处就应该有问题，说明郁滞很厉害。

3.虎口（天门穴）扎针，可以治疗肩胛疼痛

假如把两只手掌合在一起，也可以当作一个菩提叶（掌心相对而合），左右手分别相当于树叶的左右各半边（将手掌缓缓打开，大拇指相靠并拢），大拇指并拢就相当于人体脊柱，食指相当于上肢，大拇指和食指相接（虎口）区域就对应颈肩区域，上肢和颈椎的交汇区即肩胛骨附近难受时，可通过在虎口处针灸、拔罐来治疗。在虎口区域拍打、刮痧也可以治疗肩胛区域的胀麻疼痛。

左右大拇指与大拇指、食指与食指相接触，构成一个"口"字，相当于"嘴"。食指是阳明属阳，大拇指是太阴属阴；再来看嘴唇，上嘴唇对应胃，下嘴唇对应脾，两个食指对应上嘴唇，两个大拇指对应下嘴唇，食指和大拇指交汇点（第二掌骨末端）就对应下颌关节，患者如果下颌关节疼痛，就可以在这个交汇点（阴阳九针之天门穴）处扎针，很快就见效。前面讲过虎口也代表肩胛区，经常下颌关节痛的人，其病根在肩胛区，这些全是相互联系的，不是孤立的。有的人干活时虎口这个地方被钉子扎过，留了疤，一般人以为没有什么大问题，但这个疤可以导致下颌关节痛，也可以导致脊背部肩胛处不舒服。

4.脾胃好不好，一看掌心便知晓

身是菩提树，手是菩提叶，手掌中心就对应胃。

身是菩提树，大拇指是菩提叶，大拇指前面中央就对应胃。每个指头中央都对应胃。大家看胃癌的患者，整个脾胃土气衰败，手掌中间就非常薄，再看关节，所有大拇指中间的关节都是皮包骨，指头中间的关

节也是皮包骨。如果把上肢看成菩提叶，肘关节就对应脾胃，胃癌患者这个地方也是衰败的。胃癌患者把肿瘤切除之后好了没有呢？理论上来说肿瘤切干净就算是好了，根治了。那手掌中间皮包骨的凹陷有没有恢复？大拇指中间关节的凹陷有没有恢复？肘关节消瘦有没有恢复？所以胃癌是一个系统的崩盘，不只是胃的崩盘。当我们用全息汇的思维来看的时候，就知道所有这些都与中焦相通。所以胃癌为什么复发呢？因为它整个土系崩盘了。

身是菩提树，手是菩提叶，这就是象思维。阳池穴对应大陵穴，手脖子对应颈椎，阳池穴向上，手背对应后脑勺，手的外侧对应头侧。手握拳，小指握起来侧面像个耳朵，中间的洞像耳洞。所以很多人耳朵痒得很厉害，用手握一支笔，转一转，把小指搓一搓，耳朵就舒服了。偏头痛，在小指外侧上下按摩、刮痧、扎针，疗效立竿见影。耳朵胀闷、不舒服的时候，在后溪穴进行按摩和扎针，很快就舒服了。

三、活用养生十二字治疗疾病

1.治病的灵感

当大家把全息汇用到极致后，就会有无穷多的灵感，如果再把阴阳对、同名配、三才位结合起来，那就很方便了。

举个例子，我今天脖子僵硬不舒服。我在手背阳池穴上扎了一针，再运用同名配理论，在手太阳小肠经上扎一针，一共扎了两针。扎完之后，整个手腕关节发热，留针十几分钟，脖子就完全好了。

这用了什么原理呢？第一个是阴阳对，中央和四肢的关系，中央有病四肢求，中央躯干的问题从四肢找，腕关节对应颈椎。第二个是同名配，脖子的两侧是膀胱经，足太阳膀胱经对应手太阳小肠经。第三个是三才位，把上肢当成人，三个关节，腕关节是天部，肩关节是地部，肘关节是人部，腕关节是上，肘关节是中，肩关节是下。以上治上，运用了三才位。最后是全息汇，把整个上肢当成菩提叶，腕关节对应颈椎。一般情况下，两条具备就有效，三条具备效果就很好，四条具备，只要扎下去就有效，效果非常好。

2.活学活用，一根筷子就能治病

分享一个观点，整个身体有大阴阳，有形的肉体背后是无形的阳。再往下走是小阴阳，肉体再分阴阳。小阴阳全息对应到局部，局部也有阴阳。调局部的阴阳可以改变人体小阴阳，也可以改变人体大阴阳，从上到下，一气贯穿。

把阴阳对、全息汇、三才位用好，再把传统的经络走向掌握好，就能把复杂的问题简单化。扎针、按摩、刮痧、拍打等方法都可以灵活运用。

出门在外，遇见腰疼患者找我治疗没有针时，我随手拿个一次性筷子，磨光滑点，在相应部位按一按、搓一搓，患者腰疼就好了。所以学中医是一个悟道的过程，养生也是一个悟道的过程，如果不去悟这些道理，只是学了一些知识点是没有用的，因为知识点有时派得上用场，有时派不上用场。所以大家把我前面说的十二个字用好之后，同样一个病，可以扎很多地方，可以在头上扎，也可以在手上扎，可以在脚上扎，可以在腹部扎。头顶有头皮针，脸颊有颊针，眼周围有眼针，还有阴阳九针、手针、腹针、脐针，都可以。

四、全息汇与象思维

1.中脘附近有硬结，很可能是这里出了问题

我们把象思维再分析一下，再加强一下。在腹部的治疗方法有腹针，把人当成菩提树，腹部当成菩提叶，怎么把二者关联起来呢？这就像个人趴在腹部，腹针象思维为龟伏在肚子上，其实我们身上没有龟，就是一个人局部的缩影，说人趴在肚子上也行，乌龟趴在肚子上也行。

肚脐往上的中脘穴相当于我们头顶，对应百会穴。中脘和下脘之间相当于颈椎，对应脖子。再往下走，下脘和肚脐之间相当于胸椎。所以很多患者颈椎不好，中脘附近是硬的，这时候给他的颈椎按摩、推拿、敷药，好了，但过段时间又复发了。平时脖子难受，时好时坏，可以摸摸他的肚子，看看中脘附近有没有硬结，如果硬结不消除，也就是说菩提叶的问题没有改变，就会时刻影响颈椎，也就是局部时刻影响整体。

2.崴脚了，为什么脖子不舒服？

我们前面讲过，身上每一个疤痕都能对全身造成影响，肚脐上方的硬块对脖子自然也有影响，所以很多人在中脘穴扎针按摩之后，他的脖子很舒服。还有脚踝，也对应颈椎，如果把脚当成头，那么脚脖子就对应颈椎，很多人说，我就崴了下脚，结果导致髋关节不舒服，颈椎也不舒服，手腕也不舒服，浑身都不舒服，因为它们都是一一对应的关系。

也有人解释说，因为脚崴了，走路姿势不对，一走一跛，导致平衡出了问题，实际上是全息对应点出了问题。我们反过来想，如果一个人知道脚脖子对应颈椎的话，他颈椎经常不舒服、摸着发凉，那他还会把脚脖子露在外面、不穿袜子吗？脚脖子受寒之后会导致颈椎不舒服，腕

关节不舒服，肩周也不舒服，这些毛病就都出来了。

有时我们不以为意，认为只是脚受凉而已，但它会导致身上很多地方出现连锁反应。有些患者过来治病："大夫，我的颈椎不好，治得好不？"我看看患者的脚："治不好。"为啥治不好呢？他穿的裤子不对（露脚脖子），治好之后，脚受寒，就会继续发病，所以它好不了。

全息汇这种象思维建立起来之后，会开拓我们的思路，可以帮我们开智慧。我们打坐的时候，想想全息汇，将看似无关联的事物联系在一起，会豁然开朗。有一次我打坐的时候，我想：当把两手对叉的时候，手背是阳，是六腑，大肠经、三焦经、小肠经在这儿，手指交叉起来就像我们腹部的肠子，这么想的时候，腹部就咕噜咕噜响了，因为它们是相通的。经常搓手指，六腑就很好，肠胃就会舒服了。可能大家不太好理解，觉得不可思议，实际上就是这样的。

3.挑四缝的原理

如果我们的身是菩提树，中指是菩提叶，在中指一、二关节（从下往上数）交汇的地方如果出现青紫就会腹胀，也就是肚脐下面会胀，很多小孩子有疳积，我们治疗时会挑四缝，挑四缝挑哪里呢？三个指节从下往上数，第一节与第二节交汇处就是四缝，对应我们腹部。四缝的地方有青紫的血管，发黄发亮，跟鸡的油一样，在这个部位扎针，把黄色黏稠的液体挤出来之后，肚子就不胀了，这就是挑四缝，背后运用的就是全息汇理论。

| 养生问答 |

❓ 学生问：脚掌内侧有青筋如何处理？

老师答：把两只脚并起来，左脚为左半身，右脚为右半身，两只脚掌内侧代表脊柱，脚掌内侧有一根一根的青筋提示颈椎、胸椎、腰椎有问题，要想治好，可以用刮痧板在脚掌内侧刮痧，也可以在背部拍打，摇龙骨，疏通背部气血经络。

❓ 学生问：虽然一个病痛在身上有很多对应点，但怎么确定哪一个对应点最有效呢？

老师答：每一个对应点都有效，哪一个最有效呢？阴阳对、同名配、三才位、全息汇四组信息全具备的对应点最有效。

❓ 学生问：不会扎针，请问如何刮痧拔罐？要注意什么？

老师答：不会扎针，局部小范围可用刮痧板刮一刮、搓一搓、拍一拍。到了一定程度，其实不用注重一定的形式，就像吃饭一样，你饿了，手抓就能吃，不一定要用陶瓷碗、塑料碗、不锈钢碗，用一次性餐具吃也可以，甚至树枝树棍都可以作为餐具，吃饱就行了。学养生，把背后的道理全部理解透之后就好办了。

❓ 学生问：指腹对应哪呢？有点鼓。

老师答：指腹对应上焦，对应心肺和大脑，指腹鼓一般对应脾气不好、肺脉亢、心胸郁闭，时间长了很容易形成肺癌，因为指腹也对应大脑，因此肺癌可以形成脑转移。

❓ **学生问：余老师，阴阳对治疗的思路，可以理解成抑强扶弱吗？**

老师答：这不是抑强扶弱，我们能量是循环的，感觉这个地方不通其实是另一个地方郁堵了，举一个例子，比如北京有一个三环，如果东三环出现车祸，道路不畅，这时把西三环的车辆疏通，东三环压力也会减轻，形成新的平衡状态。

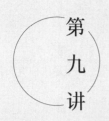

第九讲

通过望诊判断
身体状态

今天我们讲通过望诊判断一个人精气神的状态。

中医有一说法："望而知之谓之神，切而知之谓之巧，问而知之谓之工。"什么意思呢？"望而知之谓之神"，就是医生只要稍微看一下患者，就知道患者身体的状况；"切而知之谓之巧"，能够通过切脉、通过对身上相关部位进行切按，最后确诊相关疾病，谓之巧；"问而知之谓之工"，就是通过反复问患者情况了解病情。

人是精气神的复合体、阴阳的复合体，所以通过望诊可以判断一个人的精神状态，虽然精气神三个不在同一个维度，但人是一个复合体，是一个整体，不能孤立地谈。很多人过度重视神，过度重视意识系统，忽视有形的肉体（形），这是不对的，有些人过度重视形，忽视神，这样也不对，人是个复合体。

一、阳神与阴神

今天首先谈谈望神，什么叫望神？望神就是通过观察生命活动的外在表现来判断神的状态。外在表现分两个方面，一个是精神状态，一个是机能状态，机能状态就是我们肉体的功能状态。

神也分阴阳，即阳神和阴神。

1.阳神是生命活动的外在表现

整体生命活动的外在表现称为阳神。阳神是由内到外的显现，比如身体内的精气足，五脏六腑的功能强盛，人精神状态就很好，是由内到外的体现。就像植物的叶子和开的花一样，地里肥足、水足、环境好，植物就长得很茂盛，这是精气神的体现。通过看面部就可以看出一个人整个的生命状态，面部也是五脏功能精气的外在表现。

肝开窍于目，肺开窍于鼻，脾开窍于口，心开窍于舌，肾开窍于耳，它是五脏所生之外容。举个简单的例子，医生看舌苔时，经常要患者把舌头伸出来，这个动作虽然很简单，但可以从中判断患者心气的状态，心开窍于舌，如果患者非常灵活地（把舌头）伸出来，说明心气正常，如果患者舌头伸得很慢或者不灵活，大脑反应慢，不灵光，提示心气不足，这是阳神的外在体现。

2.阴神体现了外在环境对人体的影响

那么阴神呢？阴神是指外在环境如事业、家居环境、家庭氛围等对身体的影响，是由外至内的影响。可以通过眼睛了解阴神，了解人的思维状态，有些人思维活动敏捷，眼睛有神，有些人目光很呆滞，思维活动就慢。有的可以看额头，两眉正中间有一条竖纹叫悬针纹，有悬针纹的人，个性大多比较孤僻，比较要强。如果在悬针纹的两侧靠近眉头处还有两条竖纹，则称为烦恼纹，如果烦恼纹很深，加上悬针纹组成一个"川"字形，就叫川字纹，说明这个人可能烦心事比较多，很多事情不能顺心。

由内到外的影响使人所呈现出来的状态称为阳神，由外到内的影响使人所呈现出来的状态称为阴神，这个是神的阴阳之分。我们通过对阳神阴神的分析可以判断有些病是由内产生的，而有些病是外在影响的。比如一个人虽然脸色红润，但目光偏呆滞，眉心有很深的竖纹，说明是外在的比如周围家庭环境、工作环境对他造成了影响。阳神出了问题，是内在心理疾病导致的，阴神出问题是外在环境影响的，当然二者也可能同时出现，相互影响。

二、神的几种状态

神的状态有得神、失神、假神和少神。

1.得神

得神就是人的正常状态，这个人神志清楚，目光明亮，声音清晰，面色红润，表情丰富自然，呼吸平稳，体态自如，反应比较灵敏，动作也比较灵活，这就叫得神。

2.失神

失神就是精神萎靡，神志不清，目光很暗（眼睛是迷的），言语不清，说胡话，循衣摸床（有的重病患者手伸到床沿摸衣服、摸床），或突然倒地，目闭口开，还有面色晦暗、表情淡漠、神情呆滞、反应迟钝、动作失灵，这都是失神的表现。还有少量患者出现神志异常，但跟精气衰竭导致的失常不一样，精气衰竭导致的失常会出现精神萎靡，言语不清，神昏谵语，但这种神志异常的表现跟前面说的不太一样。

一种是烦躁不安，邪热内扰。内热凝结成痰，痰火扰心之后人会烦躁不安，如果不能及时通过滋阴清热化痰之法治疗，病情继续发展，郁热化火之后，痰火扰神，患者会疯狂怒骂，打人毁物，这是狂证，属阳证。

另一种是阳气不足，痰气郁结，表现为淡漠寡言，闷闷不乐，精神痴呆，喃喃自语，哭笑无常，称为"癫证"，这属于阴证。

还有一个痫症，"癫痫"的"痫"，就是突然昏倒，口吐白沫，四肢抽搐，这是肝风夹痰，蒙蔽清窍导致，这种也属于阴证。

躁和狂属阳，癫和痫属阴，所以患者躁和狂时我们要用些清热的药、通腑的药，把余阳泻掉，再配合养阴的药来治疗；癫和痫要用扶阳、化痰、通络、开窍醒神的药来治疗。

3.假神

假神，又叫"回光返照"，一些即将离世的久病或重症之人，原来已经失神，突然精神转佳，目光转亮，说话不休，想见亲人，或者患者以前说话断断续续，突然语音洪亮，说话很清晰，这都是假神。

举个例子，以前家里点煤油灯，煤油灯的油快烧完时，灯火的热量把灯芯上最后的油气化，火突然就变亮了，亮完之后灯就熄了，就叫残灯复明。

在日常生活中，大家见的真正失神的少，像精神萎靡、言语不清、神昏谵语、循衣摸床、面色晦暗、表情淡漠、目暗睛迷、神情呆滞、反应迟钝、动作失灵、大肉已脱这些症状，在座基本没有；假神更没有，像突然精神转佳，目光转亮，言语不休这些症状，平时很少会见到。

4.少神

那么现在在座听课的，是不是都健康呢？我估计有一半的不太健康，包括我也有小问题，我们谈养生就是针对亚健康的患者，它是介于得神和失神之间的状态，介于有神和无神之间的状态，是轻度的失神，叫少神，表现为精神不振、健忘、困倦、不想说话，这时候我们体内虚实夹杂，也会有心胸热、烦躁等症状，这些症状表现既不是失神也不是假神，而是介于得神和失神之间。

还有一些表现如乏力、腰酸腿软、头痛、记忆力减退，包括牙痛、过敏性鼻炎、鼻塞、颈椎不舒服，这些我们平时说的亚健康症状，都是少神的表现，也叫神气不足。

我们今天讨论的范围主要在神气不足这一块。

三、通过望局部可以判断神的状态

这节课我们主要讨论什么呢？介于得神和失神之间的状态，也就是少神，亚健康的状态，这种状态的人很多，基本上大多数人都有这种情况，那么现在我们就通过望诊来判断一下，在得神和失神之间的少神，怎么判断、怎么治疗、怎么养生。

1.望舌

望诊方法很多，中医最常见的是看舌头，望舌。将舌头伸出来，绝大多数人舌尖都偏红，舌尖对应上焦、头和心肺，为什么偏红呢？因为人的上焦属阳，下焦属阴，阳气趋于上，阴气趋于下，所以上热下寒是正常的，这个是正常状态。

如果下热上寒，头不舒服，怕冷，那是不正常的，因为人出生以后，阳往上走，阴往下走。我们要做的事就是让自己心往下沉，修行的目的就是促进心肾相交，坎离交媾。顺则凡，逆则仙，凡人顺着性则阳气往上升，阴气往下沉。逆则仙，阳气往下走，身体就会产生气化，就会形成氤氲之态。所以一个人思虑太过，运动过少，平时不愿动，大脑不停地想事，就会出现舌尖红舌根白的情况，长期舌尖红说明心胸有热，心胸郁热会炼液成痰，炼液成痰之后呢？很多小孩子舌尖红也能睡得着，因为小孩子阳和阴很顺畅，为什么很顺畅？因为还没有炼液成痰，但如果到了30岁、40岁的时候呢？长期的心火亢盛，炼液成痰之后，阳想入阴就困难了，阳入阴越困难，就越浮在上面，浮在上面就越容易失眠，因为大脑静不下来。年长的人舌尖红，你想改变他的思维模式，非常难，因为他的上焦有痰堵住了经络，他的热浮在上面已经几十年了。

长期的热浮在上面，会导致什么呢？热极伤阴，会导致大脑阴分不足，长期舌尖红的患者舌尖会有很多裂纹，大家可以看一下自己的舌头，凡是长期舌尖红的人，都会有裂纹，当舌尖有裂纹的时候，心、肺、脑都会阴虚，这就稍难治一些。

心藏的是识神，肺藏的是魄，脑藏的是元神。当心、肺、脑有热的时候，热会干扰这些神，所以《伤寒杂病论》记载有百合病，得病的人神神叨叨的，像神鬼附体一样，因为有热扰神，静不下来。百合病可以用百合地黄汤治疗，将百合、生地黄煎水服用。我的方法是让患者用百合和丹参煮水泡茶喝，百合能养肺阴，丹参能养心阴，还能活血通脉。

有的女性更年期，四五十岁了，舌尖红，就很容易患百合病，神神叨叨的，静不下来，睡不着觉。

那舌中间呢？中央对应着脾胃，如果舌中间有很深的裂纹，说明脾胃不好，中焦郁滞。

舌根对应下焦，如果舌根部位舌苔很厚，多半肠道有积滞。舌面属阳，舌底属阴，细分的话上面对应着六腑，下面对应着五脏，所以舌苔很厚，多提示大肠、小肠或三焦等六腑器官有积滞，所以把肠道通一通，再补脾扶肾，舌苔就退下去了。

退舌苔不是单纯要扶阳，还要通大便，舌苔是胃肠的浊气向上熏所致的，同胃、小肠、大肠、胆、膀胱、三焦都有密切的关系，六腑不通畅，舌苔就退不下去。

我曾遇见一位患者，就因为舌苔厚，口里不清爽四处就诊，治了二三十年都没有治好，一直在吃健脾化湿温阳的药，舌苔还退不下去。所以补脾的时候还要通大便、利小便，如果大便不正常就调大便，小便不正常就调小便，二便通畅，六腑调和，舌苔就下去了。

舌底属阴，如果舌底络脉很粗，说明五脏有积滞、有瘀血，五脏的循环不太好。五脏是藏而不泻的，六腑是泻而不藏的。五脏的郁热、瘀血，都要通过六腑排出去。

心与小肠相表里，肺与大肠相表里，肝与胆相表里，肾与膀胱相表里，可以通过泻相应的六腑来泻五脏。所以如果感到舌下面很热，泻六腑就好了。

很多患者，吃中药会腹泻，有时一天拉七八次、上十次，会不会出现副作用？要看患者腹泻后腿有没有劲儿，如果腿没劲儿，喝点糖盐水。如果腿有劲儿，就说明是正常的排泄浊水。所以舌苔很厚，是胃肠的问题，是六腑的问题，而不是五脏的问题。

接着说舌头的象思维，舌尖对应头顶百会。舌尖很红，说明大脑静不下来。很多小孩好动，舌尖很红，因为舌尖对应大脑，也对应心脏，心与脑相通，所以当舌尖红的时候，大脑静不下来，心火也重。那么心火重怎么办呢？心与小肠相表里，可以喝导赤散，通过利小便、通大便，心火就下去了。

2.望面

肺开窍于鼻，鼻孔与肺相通，但同时整个鼻子在面部的中央，所以鼻子也对应脾胃。整个鼻子对应中央，如果一个人鼻头发亮，说明他脾胃精气足。如果鼻头发暗，鼻子塌陷，说明中焦脾胃衰败。当然，鼻子也是个全息，再细分也对应肝、胆、肺、心。从整体来讲的话，鼻子是对应中焦脾胃的。

我给大家讲一讲酒渣鼻，酒渣鼻患者鼻头上有很多红点，就像痤疮一样，鼻头也是红的，很多人治的时候从肺治，怎么也治不好。但如果想到鼻子与脾胃有关系，在面部的中央，让酒渣鼻患者吃保和丸，消一消他胃肠的积滞，吃一段时间保和丸之后，酒渣鼻就能好不少，再配点颠倒散，贴点外用药效果更好。这就是活用望诊来治疗。

我在《阴阳九针》中提到，眉头对应上肢，鼻梁两边的法令纹对应大腿，鼻子对应会阴部。鼻孔跟肺相通，肺与三焦相通，三焦与下面的膀胱相通，膀胱跟尿道相通，所以鼻子不通气，小便就不好，鼻尖的素髎穴能通小便，在素髎穴扎针可以通小便。

口跟食道相通，食道下面是胃，胃下面是十二指肠，十二指肠下面有小肠，小肠下面有大肠，大肠下面有直肠，最后到肛门，所以口跟肛门相通，痔疮的问题就看嘴唇。判断一个人有没有痔疮，把嘴唇翻出来看，看嘴唇内侧有没有青紫色血管，如果看到有青紫色或发红瘀滞的血管，就可以推断这个人有痔疮。

上嘴唇属胃，下嘴唇属脾，既然嘴唇和肛门相通，那痔疮从哪儿治？要想把痔疮调好还是要从脾胃治。很多人肛门的问题，在嘴唇周围扎针放血就可以缓解。鼻孔与肺相通，嘴唇与脾胃相通，肛门痔疮的问题根本还是在脾胃上，所以在嘴唇周围扎针放血可以治好痔疮。从另一个角度来看，环唇的经络，手阳明大肠经是阳明经，足阳明胃经也是阳明经，二者也是相通的。

再说眼睛，上下眼皮是肉轮，所以眼皮也和脾胃有关系。眼睛里面眼白属肺，黑睛属肝，瞳仁属肾，所以当眼白充血也就是巩膜充血的时候，西医治疗就是打止血针、吃止血药，中医认为白睛属肺，肝开窍于目，白睛充血说明肝肺有热，弄点桑叶熬水喝就可以了。

很多人眼皮上长麦粒肿，麦粒肿与脾胃有关系，治疗要从脾胃下手，吃清热解毒药物不行，还得吃点保和丸。上眼皮长麦粒肿和酒渣鼻两者治疗思路差不多，都要把中医思维体系带入进去。

下眼袋如果浮肿，像卧蚕一样是水湿困脾，眼窝凹陷是脾气不足，要喝四君子汤、吃山药，把脾气养起来。

这些都是在得神和失神之间的状态，我们很多人都处于这个轻度失神的状态，也就是少神状态，属于亚健康状态。

额头上有很多皱纹，两眼之间的鼻根处有青筋，根据《阴阳九针》中的象思维，眉毛对应上肢，法令纹对应下肢，鼻子对应会阴部，那么鼻梁根部就对应小腹部，如果这个地方有青筋横纹，说明肠道不好，只要青筋鼓起来就说明有肠积，小孩子就易发烧。

有人太阳穴和眼角外侧附近有很多青紫色的血管，说明胆有郁火。胆随胃降，肝随脾升，现在胆不降，胃也不降，这个人的火气就要往上逆，有些人能控制住，平时压抑着，没有机会发怒，但这个怒气往上顶，他额头两边都胀起来鼓起来，见到一个人额头两边有青紫色的血管，说明这个人很急躁，易心烦，因为他胆不降。

再来说耳朵，耳朵属于肾，肾开窍于耳，耳朵如果发黑，很焦枯，说明肾气不足；如果耳垂有皱纹，可能有冠心病；额头上有皱纹的，说明这个人肩背部有问题，经常背部不舒服；额头有很多抬头纹且皱纹很深，说明这个人背部不通畅，可以把额头刮一刮，抬头纹刮一刮，通过"开背"使背部通畅。

3.望颈项

如果一个人脖子前面有很多褶子，说明他容易患咽炎，褶子越深，咽炎越重，用手把褶子揪一揪，揪出痧来，就舒服些。

脖子后面颈椎部位有褶子的，提示这个人有颈椎病，褶子越多、越深，颈椎病越重。后脑勺有很深褶子的人，容易患脑梗死，因为阳气不能上达于头部。

围着患者转一圈，前后左右看看，颈部前面有褶说明有咽炎，后面有褶说明有颈椎病，左边深左边颈椎病重，右边深右边颈椎病就重，用手一摸后脑勺，如果褶子很深的话，阳气升不上去，清阳上不去，大脑就昏昏沉沉的，记忆力减退，反应迟缓，容易患脑梗死、脑萎缩。

有的患者头上长火疖子，诸痛痒疮，皆属于心，长这些火疖，单纯吃清热解毒的药很难治好，心主血脉，血脉不通，须用解表的药，比如荆芥、柴胡，柴胡用 30g，加 50g 荆芥，再加活血的药，比如乳香、没药这些，再配合清热解毒的药，这满头的火疖子就能下去，我治了好多这种情况。患者到医院检查，查不出来，头部做 CT 也没问题，因为根本不是头内部的问题，是头外面、皮肤下面的经络不通畅，通过刮痧、梳头、扎针这些办法治疗，郁滞通了，血脉畅了，这些问题就解决了。

有其症必有其象。只要身体有病症，就一定有象表现出来，有的表现为横纹、褶子、青筋、瘀滞的血管，也有的表现为颜色的变化。

4.望头发

一个人的头发如果是有光泽的，说明肾气足，如果头发没有光泽，像枯树叶一样，说明肾气不足。有人说头发白是肾不好，错了！发为血之余，头发白跟肾关系不大，跟心有关系，跟血有关系。具体来说，如果头发白有光泽的话，跟肾没关系，如果头发白又没有光泽，就与肾气不足有关系，与血虚也有关系，所以，治头发白要以养血、凉血为主，而不是补肾。如果头发枯槁，要以补肾为主，如果有光泽，不用补肾，要从养血、凉血的角度去考虑。如果头发轻轻一拔就掉，这是脾胃问题，治疗要从脾胃入手，这里涉及切诊的问题，下一讲再具体说。

5.望皮肤

如果看到皮肤上有白斑，西医诊断为白癜风，是皮肤下有水湿之气，若斑为紫红色，说明有瘀血，这些通过望诊就能判断出来，所以白癜风不是补肾，要从脾、心上去治，水湿之气没有运化开是心的问题，因为心主血脉，血脉通畅，局部体表水湿也就化开了，这个湿也与脾有关系，脾主湿。

如果精通面部望诊，那么通过望面基本上全身的问题都会望出来。

将舌头伸出来，舌头应该居中，如果歪到一边，可以判断患者脊柱侧弯了。

伸出舌头，如果是水滑苔，水汪汪的，就说明阳虚，有怕冷、乏力等情况。

心主血脉，其华在面。如果两颧发红发暗，说明心脏不好；如果两颧有斑，不管什么斑，蝴蝶斑、黄褐斑……都要从心脏治。

如果女性下巴有很多痤疮，反复治也治不好，是没找到根，它的根在小腹部，如果把面部当作一个人的话，下巴在下焦，下巴有痤疮要治妇科病，妇科病好了，痤疮也就好了。

6.望手

腰关节有褶子，说明颈椎不好，手脖子对应颈脖子；手掌伸出来，手背指关节有很多青紫血管，说明颈椎、胸椎、腰椎有问题，不通畅，容易受寒。

手背对应六腑，手掌对应五脏，手掌发红，手心发烫，还不停出汗，说明五脏有郁热。

手掌属阴，手背属阳，手掌发红说明五脏有郁热；手背发凉说明六腑有寒，同时背部也有寒邪未解；如果手掌关节青紫，说明五脏有瘀血；如果手掌纹路很乱，说明这个人的思绪混乱，气机郁滞。

指腹对应上焦，对应心肺，指腹如果是鼓起来的，说明心肺的气郁闭在里面，头脑静不下来；如果指腹是瘪的，按下去后弹不起来，说明气不够，哪儿的气不够？心肺之气不足。

指甲如果像瓦楞一样，说明肝血不足。因肝藏血，其华在爪。借用全息思维，指甲外缘一圈对应心脏，如果指甲外缘颜色比较淡，中央是红的，说明心血不够，大脑血不足，患者会失眠、多梦。

如果指甲都没有"月牙儿"，说明肾上有寒，尤其是指甲根部呈现青紫色，说明阳虚较重。如果每个指甲都有"月牙儿"，"月牙儿"很大，说明患者阳气郁闭在下焦，大多数都会湿气阻滞，清阳不升，治疗时要利湿升阳。

如果是痛风的患者，可以看他的手指甲，如果患者手指甲没有"月牙儿"，说明下焦寒气重，要用金匮肾气丸，补下面的肾气；如果痛风患者手指都有"月牙儿"，说明体内湿热为患，就用当归拈痛汤。不用号脉，直接看"月牙儿"就差不多了，如果手指甲的气色不是很好，说明病的时间很长，要吃补气血的药，比如乌鸡白凤丸。

7.望其他

我们还可以通过看其他地方来判断身体情况。

比如看肚脐，肚脐正常情况下是漏斗型的，圆溜溜的，很深，像漏斗一样一个坑，这是最好的。

如果肚脐很瘪，皮肤松弛，看不到凹陷，说明精气不足。有些人肚脐扁成了一条缝，有的呈上下一条缝，有的呈左右一条缝，有的呈斜的一条缝，观察缝朝哪个方位，扎脐针的时候朝那个方位扎针就有效。如果这个人又高又瘦，躺在床上肚脐眼都没有了，塌陷成一条上下的缝，皮肤也不好，而上下缝与心肾有关系，说明心肾不交，气支撑不起来了。

通过看肚脐的形状、颜色和周边的纹理就可以看出病来。

我们中医通过望诊就可以把所有信息综合起来，额头、眼睛、舌头、面部、颈部前后、手掌前后看一看，就可以大体判断一个人的五脏六腑哪里出了问题。

如果一个人指甲没有"月牙儿"，手脚发凉，肌肉也不丰厚，就需要补气血，把气血、阳气补起来，这些症状就会消失。

如果一个人手心发烫，人偏胖，肚子大，可以通过揉肚子，把肠道的积滞去掉。先不要管局部的具体症状，先从整体看。

我们要相信自己看到的东西，西医检查的是果，不是因，因果因果，先有因后有果，西医查出来的结果也对，查到生化指标异常，心电图异常，这只是果，而不是因，我们要通过望诊去看因在什么地方。就像前面我说的下巴长痘一样，有位患者下巴长痘治三五年治不好，我就直接告诉她是妇科病。她说是啊，她有带下病，白带一直治不好，我问她为啥不治白带呢？她说没当回事，我说你把妇科病治好了，痘自然就下去了。

所以说因果因果，有因才有果，我们想要知道因在什么地方，就要把象思维引进去。就像前面举的例子，下巴长痘就是象，把它的因找出来就好了，这是一个大的话题。

最后跟大家总结一下：很多时候，我们体内既有寒，又有热，既有虚，又有实，身体是失衡的状态。我们现在要做的不是说针对某一个症状去治，我们要做的是沟通阴阳、沟通寒热、沟通虚实，阴阳和寒热相通之后，所有病就好了。

最好的办法，第一个就是多干活，干力所能及的体力活，这样血脉就通畅了，好得快；第二个是少想事，不要让思绪来干扰气的运行。

大家家里有小孩的，考一考小孩，女孩会不会钉扣子、缝衣服，会不会做菜、做饭；男孩会不会修理电器，会不会做木工活。这就是动手能力的培养，动手能力强了之后，他的思想、意识、气、形合一了，这样的孩子才健康。

| 养生问答 |

❓ 学生问：老师，指腹有竖纹，是什么问题？

老师答：指腹有竖纹，说明气不够，就像锅里蒸馒头一样，刚出锅的馒头是饱满的、光滑的，馒头冷的时候有很多皱褶，气不够的时候，指头上有很多皱纹，一般夏天的时候少一些，冬天比较多一些，因为冬天阳气不足。

❓ 学生问：舌头中间一条深深的裂纹怎么调？

老师答：舌头中间对应中焦，上面属阳，这种情况是胃不好，胃阴虚，长期胃阴虚，胃火重，会形成裂纹，前后相随，所以胃不好背会不舒服。

❓ 学生问：右手大鱼际范围一直脱皮发痒，一直好不了，是怎么回事呢？

老师答：右手大鱼际为手太阴肺经所过之处，与肺有关系，治疗要调太阴肺，有水疱的话，需要通过敛肺、利水祛湿的方法去治。

❓ 学生问：血热是怎么引起的？

老师答：因为肝藏血，只要肝郁就容易血热，血热就会导致血枯，肝的阳气不得宣发，郁滞就会出现血热。

❓ 学生问：孩子读书压力大，郁闷，如何疏导呢？

老师答：其实小孩子疏肝的方法很简单，就是运动出汗，因为肝属木，心属火，肝气舒畅之后，心和大脑的能量就够，心和脑的能量够，就能控制得住情绪，就不焦虑，不紧张了。焦虑和紧张是因为什么？心和脑能量不够，膻中能量不够，只要气升上去，人自然就不紧张了。那么升上去升到什么程度？升到出汗，因为汗为心之液，只要出点汗就说明郁气已经宣发出去了。

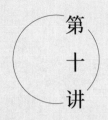

第十讲

通过切诊判断
精气神状态

这节课我们分享通过切诊来判断身体精气神的状态，我们学中医、谈养生就必须要学会这些基本的技能，这对判断我们身体有没有病、身体状态怎么样是大有好处的。切诊，主要指按诊、脉诊两部分，这节课，咱们分享一些主要的、大家可操作的、有用的技术。

一、按诊

先讲按诊，按诊的目的是什么呢？目的是判断人体内气的状态，就是用手摸，来判断身体局部的质感、温度等，通过对身体局部温、凉、润、燥、软、硬，有无肿胀、包块等感受，来了解身体状况。按的时候还要问患者痛不痛，按着是舒服还是不舒服，这里面有道行。

1.按诊可辨虚实

首先，按诊可以确认病证虚实。手按下去，稍用力患者觉得舒服，就是虚证，若按下去患者不舒服，反抗、疼痛或胀得难受就是实证。比如很多患者肚子痛，医生把手按上去，患者感觉很舒服，这就是虚证，如果一按他的肚子有对抗感，说明肚子里有积水、胀气，或者有严重便秘等，所以按诊时稍微加压，按一按就可辨虚实。

2.按诊可辨寒热

其次，按诊还可以辨寒热。按诊时手要感受皮肤的温度，是温的，还是凉的，从而把疾病的寒热辨出来。比如患者长了个包块，按诊时就要感受它是凉的还是热的，如果是发热发烫的，就是热肿，"热者寒之"，治疗就要用凉性的药如连翘、大黄等来治疗，如果包块皮肤看上去不红，摸着也不烫，说明是阴性的包块。

看病要分阴阳，所以按诊第一可以辨虚实，第二可以辨寒热。很多患者说自己脖子不舒服，其实只要用手摸一下脖子就能判断出来，忽视按诊，总是想通过切脉来判断，这是很片面的看法，其实按诊是最直接的诊断寒热的方法。

举个例子，昨天上午有一位从国外回来的患者，他乘飞机回国再开车回十堰，在飞机上出了很多汗，下飞机之后被冷风一吹，觉得后背很紧，感觉后脑风池穴像被绳子扯着一样，去医院查也查不出原因，因为患者痛得确实很厉害，非常烦躁，医生也看出来他很烦躁，认为是精神性问题，就开了抗焦虑的药，这个患者就不认可了：我明明痛得厉害，为什么开抗焦虑的药呢？后来他找到我，我问他是什么原因得病的，患者告诉我经过，听完我就明白了，其实原理非常简单，他的背部受寒之后，肌肉会收缩，背部斜方肌附着点就在风池附近，斜方肌受寒收缩就往下搜，就扯着痛，背部的筋收缩也会扯着痛，其实非常简单，就是受寒了。

我让患者把衣服脱下来，用手一摸，他背部的两个肩胛区、脖子都是冰凉的，这很明显就是受寒了。于是我让患者趴在床上，用两手拍他的肩胛区，拍的时候，我的手指像针扎一样痛，这是病气，拍的时候他的背也是凉的，拍了五分钟，约二百下，我问他还痛吗？他说不痛了。

所以按诊要用手去感受一下患者局部的温度，这很重要，千万不要忽视。

3.皮肤的润燥、弹性都可以反映疾病情况

首先通过按诊辨虚实，其次通过按诊辨寒热，最后通过按诊还可以感受皮肤的润燥，也能了解疾病情况。

很多患者说自己皮肤痒，让他把衣服撩起来，医者用手摸一摸，如

果皮肤很干燥，说明体内的阳气没法释放出来，"清阳发腠理，浊阴走五脏，清阳实四肢，浊阴归六腑"，患者的"清阳"不能"发腠理"，所以皮肤很干燥，所以只要用手摸一下皮肤是干燥的还是湿润的，疾病的阴阳就分出来了，就这么简单。

那么如果是干燥的怎么办呢？这时我们要开左路，喝辛温解表发汗的药，把阳气释放出去，使"清阳发腠理"。

如果皮肤是湿润的，还有一些小水疱，这时候要用收敛的药，比如马齿苋、黄连、黄柏、苦参等。

皮肤干燥的要开，皮肤湿润的要合。

按诊还要感受皮肤的弹性。有些患者肌肉松弛，手按下去没有弹性，有些患者按下去以后皮肤马上弹起来，这说明什么问题呢？

人就像气球，当体内气足时，轻轻压一下就能就弹回来，如果气不足，按下去皮肤就弹不回来，像死面一样。大家如果没有做过馒头，可以回去做馒头试试，看馒头有没有蒸熟，就用手拍一拍正在蒸的馒头，看馒头凹陷下去能不能立即弹回来，如果凹陷下去立即弹回来，就说明馒头充满了蒸气，馒头就熟了，馒头内外是通透的，气是足的，如果按一个坑弹不回来，说明气不够，馒头没熟。

大家看水肿的患者，水肿部位一按一个坑，他的皮肤里面是水不是气，弹不回来，正常我们皮肤里面是有气的，有气才能弹回来。

按诊时如果在皮肤和骨头之间摸到很厚的黏黏糊糊的就是痰湿，如果摸到皮包骨就说明肌肉不丰，气血不足。

举个例子，很多患者说，大夫我的头昏昏沉沉的，怎么治？这是虚证还是实证呢？判断时可以用手按一下患者的太阳穴，如果按了患者很舒服就是虚证，如果按了不舒服，加重了，就是实证；手在头皮摸一下，如果头皮下没有脂肪，有点皮包骨的感觉，再加上头皮发烫，说明大脑有热，静不下来，因为热气伤阴，皮肤下面没有精血，大脑阴性物质不够，热邪太重，所以大脑静不下来，头也昏沉；还有些患者头皮摸着像棉花一样，很厚、很松弛，患者也头晕，这种情况是痰湿太重，气不足。

把手搁在患者头上，用五指掐三四下，就知道他是痰湿重还是气血不足，还是热盛阴亏，一摸就了解了，不号脉都摸得出来。

按诊时还可以把脸部肌肉掐一掐、提一提，如果脸部的皮肤没有脂肪，肌肉很松弛，说明脾虚，越松弛脾虚越厉害，因为脾主肌肉。

4.摸腋窝可以判断有无肝郁

我们大部分人手掌偏热，大家可以用手掌心摸手腕上的阳池穴，看阳池穴是不是发凉的，手背是不是凉的，很多患者，我摸一摸他的阳池穴，感觉到凉飕飕的，说明颈椎不好，前面全息汇讲到过。有时看病不方便摸患者的脖子，只要摸一下患者的手腕，凉飕飕的，就说明这个人容易患颈椎病，背部受寒，脖子就僵。再摸手背，如果患者手背是凉的，那么他整个背部就都容易受寒。

继续讲，大家把手抬起来，在腋窝两边掐一掐，看里面有没有肿块、有没有硬块？腋前线如果摸到有包块和脂肪，大多是肝郁，肝脏有邪，其气留于两腋。腋窝中间是空的，腋前线和腋后线前后都摸一摸，正常情况下这儿肌肉应该不是很丰厚，如果掐上很厚，男的有肝郁，女的有乳腺增生，也肝郁，这都是肝气郁堵不通的症状，所以摸一下腋窝就能判断是不是肝郁。有些女性患者肝郁后乳腺增生，乳房胀痛，最后导致腋窝前面也胀痛，这也是肝郁的典型表现。

大家把大拇指伸出来观察一下，整个大拇指如果上下一样粗，说明身体很壮实，如果用手掐一下，大拇指指根部肌肉是松弛的，说明肾虚，腰部无力。大拇指对应脊椎，大拇指根部相当于腰部，这个部位如果松弛或者皮包骨头，就是肾虚、肾精不足。

伸出手，在手背每个掌骨之间，用手推一推、按一按，在第四、五掌骨之间推一下，如果推下去碰到像钢丝一样的、混浊状的、横卡着的结节，而且推按时很疼，有的患者疼得手都发麻，只要出现这些情况，就是不好，不用号脉也不用问。

手推下去，找到像钢丝一样的结节，找到之后一掐一推，患者感觉很疼很麻，左手对应左侧腰腿不舒服，右手对应右侧腰腿不舒服，大家试试，肯定有人有这种情况。

这就是通过按诊来诊断疾病。这些都是非常实用的，如果不会号脉，通过按诊也可以诊断。

5.按按推推百病消

那么怎么治疗呢？借用称手的工具把结节按开，慢慢地按，不疼了，按开了就好了。

曾经有个严重的患者腰部风湿，痛了将近十五年，患者来我这里看病，我摸患者的手，掌骨间有非常粗的结节，就赶紧用刮痧板给他刮开，他的腰瞬间就好了。这是全息对应，不按这个地方腰永远不好。

正常情况下掌骨之间的缝隙是非常清晰的，如果按上去好像有很多泥沙，填得很满，摸上去不是很清晰，说明体内的浊气太重，整个腰背部的浊气非常重。用刮痧板把它们一个个按压开就好了。

用大拇指顶住眼眶的内缘，一个个点着按，如果有痛点，提示有眼疾，把它按开之后眼睛就很舒服，非常亮。

很多患者按的时候感觉到有痛点，他的眼睛就有飞蚊症、青光眼、白内障、近视眼、远视眼等疾病。按压眼眶上缘的时候，只要发现痛点，就说明眼睛不太好。把那个痛点慢慢地按，慢慢地推，一寸一寸、一分一分地推按，把这些点都按开之后，过几分钟，眼睛就亮了，就舒服了。再用食指或中指指腹按眼眶下缘内侧，找痛点，用一样的方法逐一把痛点按开，眼睛就好了，这一招学会之后，基本上大部分眼病就都能治了。

如果口臭、牙龈肿痛、口里异味大，吃饭不香，没有胃口，用大拇指和食指在下巴下颌骨这块捏，沿下巴尖至下颌角方向捏，捏的时候会有酸麻胀痛和不舒服的感觉，捏完之后口里会吐黏痰。先找有没有痛点，如果找到痛点就把它捏开，捏开之后就会吐黏痰，黏痰吐完，脾胃功能就恢复了。很多吃不下饭的、胃胀的、脾虚有积滞的就捏这里，就会吐很多黏痰，吐完之后，吃饭分泌唾液，唾液就是清香的，食物吃起来就很可口，不然吃个馒头都不知道啥味儿，因为分泌的唾液都是有异味的。

现在看腹部，我们在肚脐正上方轻轻按压，中脘至下脘对应大脑、颈椎、胸椎，如果有硬块，说明大脑静不下来，颈椎不好。如果在肚脐两侧天枢穴附近（肚脐两侧旁开两寸左右）按到硬块，说明肾不好，只要是肾不好的，在肚脐两侧就会出现硬块。肚脐的正下方如果摸到硬块呢？代表着妇科或男科有疾患。

肚脐的右上方——胁下部位，肋骨下面，如果有硬块，证明肝脏里面有热毒，肝脏里面的东西没法排到结肠里去，容易得肝病。所以如果肝不好，要经常按肚脐右上方，把这里的包块揉开，就能治肝病的问题。

如果胃不好，经常感觉胀满，在肚脐上方有硬块，也要揉开，这个叫心下痞，如果不揉开，胃就不好，胃不好会导致心脏不好，因为心包与胃相别通，心包为心之外围，胃痞满的时候，心包也受邪，时间长了，心脏也受不了。

我今年过春节的时候吃荤菜吃得多了，有点胃胀，之后心脏也不舒服，因为心包受邪，心包受邪心脏也不舒服。心脏不舒服有什么症状呢？心率加快。在我的肚脐上方胃脘区，也就是中脘附近这个地方有个包块，包块消下去之后，就舒服了。如果你发现腹部有包块，要学会去应对，把它揉散的话，很多病就好了。

在肚脐的右上方如果出现硬块，右侧易患肩周炎，在肚脐的左斜上方出现包块硬块，就会出现左侧肩周炎，很多患者肩部长期不舒服，肩周炎好多年治不好，治疗时可以让他躺到床上去，按他肚脐的左上方和右上方。大家可以试一试，如果肩周不好，按一按肚脐左上方和右上方，看看有没有包块，左侧肩对应肚脐左上方，右侧肩对应肚脐右上方，只要有硬块，肩部就不舒服，用针把包块扎一扎，肩周就舒服了，病根在这个地方。不用按很重，稍微按一按就知道有没有。

肩周炎与肝炎有关系吗？有关系。如果肝脏不舒服，肝脏的热毒浊气不能通过大肠排出去，肝与大肠相别通，肝脏浊气就不能从大便排出去，肚脐的右上方就会出现包块，导致右肩周不舒服，手阳明大肠经正好也循行过肩部。

我曾经治疗一位患者，他夏天晚上睡觉没有盖被子，开空调开了一夜，早晨起来肚皮摸着发凉，整个肚子胀得很厉害，二便不通，不吃饭就饿，吃一点又胀。这是吹空调以后寒邪渗透到皮肤，又从皮肤往里渗透，皮肤下面的脂肪受寒凝固了。患者整个皮肤都硬邦邦的，到医院查，腹部 B 超没啥问题，就是不知道怎么回事。就诊时我就用手摸，看他皮肤是凉的还是热的，一摸，皮肤是冰凉的。我问："你皮肤怎么这么凉呢？""昨天晚上睡觉我吹空调吹了一夜，没盖被子。"这不就知道病因了吗？"寒者热之"，我给他用红外灯烤一烤，烤了半个小时，患者就好了。就像前面说的那位患者一样，他坐车回来，两个风池疼得很厉害，在背部疼的地方拍一拍，把寒气拍出来，就不疼了。

所有的不舒服，先用手摸一摸温度怎么样；很多患者跑来说自己膝盖疼，去医院拍个 CT，做个磁共振看看，一看有骨刺，有骨质增生，怎么办呢？吃化骨刺的药，吃抗骨质增生的药，有效吗？不一定的，好多根本不是骨刺引起的。

十年前，有一次我到山里帮亲戚搬家，从山里回来的时候在路边看到一株贯众，长得非常好，我就去采，夏天天气比较凉快，我穿一条大的短裤，膝盖露在外面，在采贯众的时候沾了露水，山里面温差大，气温很低，膝盖就受凉了，上车的时候我就感觉膝盖不大对劲，就好像绷得很紧一样，不动不疼，一走就疼得很厉害，其实就是受寒了，回去以后用热毛巾敷一敷、拍一拍就好了。

很多时候大家不要把疾病想得很复杂，我们要用手去摸一摸病变局部的温度，摸一摸皮肤的光滑度，再摸一摸皮下脂肪，如果有包块就摸一摸它的活动度，将各种信息综合起来做诊断，对证治疗，热了凉一凉，凉了热一热，硬的搞软和，太软了、松弛了，就把气补起来，治疗疾病就是这么简单。

我再教大家治几种病：患者肘关节疼，到医院就诊，医生说是网球肘，通过打封闭、扎针等治疗，当时好了，过后还疼，怎么办呢？我们前面讲过，中央有病四肢求，四肢有病中央求，前臂两端的病在中央，把前臂当成一个整体，用手摸一摸前臂中央肌肉的松紧度，用手轻轻捏捏，如果捏不动，发现下面皮肤绷得很紧，这就是病灶，因为肌肉可能受寒了，也可能劳损了，就会往回收，收的时候就绷得很紧，两端肌腱就扯着，就像一条湿毛巾，把它两端固定起来，毛巾干了，中间绷得紧紧的，扯住两端，这时候肌腱的部位就疼，有的人只看到附着点疼，也就是关节部位疼，其实不知道是中间肌肉的问题。两端的问题中间求，中间有病两端求，治疗之前轻轻摸一摸，上下前后摸一摸，轻轻捏一下，看哪个地方皮肤最硬，肌肉紧张度最高，哪个地方温度不一样，用手拍一拍，扎扎针，把它拍软和，疼的地方就好了，不要只治肘关节。治病最大的忌讳，就是哪儿疼治哪儿。

同理，有患者小腿肚子胀，皮肤绷得很紧，中央有病两端求，把膝盖后面的腿窝拍一拍，松弛一下，就好了。

四肢的病中央求，四肢的病可以在腹部治，脾主四肢，主大腹，主升清，如果体内正气足够，腹部的气很通畅，向四周输布的清气很足，就不会出现四肢病，四肢病归根结底还是肚脐周围的病，是脾胃的问题，把脾胃调理好之后，气就畅通了。

治的原则就是使实的变虚，虚的变实，这就好了。大家记住，治病一定不要哪儿疼治哪儿。

二、脉诊

1.切脉的本质

再讲一下脉诊，"真传一句话，假传万卷书"，切脉要细讲，三天三夜也讲不完，要想讲完也很简单，我用最简单的方法讲。

切脉要明白切的是什么，要极其理性地去看待，切的其实是血管，摸的就是桡动脉，无论说得再玄乎也好，再高大上也好，再摸也就是一根血管，摸这根血管的跳动，这根血管的跳动是跟心脏相连的，因为心主血脉。

那么心的跳动靠什么呢？中医叫气，没有气它是跳不动的，有人不相信，大家可以想想，如果一个人三天三夜不吃饭，饿三天，你别说心脏跳不动，走路都走不动的，因为没气。

我们所有的功能都是靠气支撑的，心脏跳靠的是气，我们号桡动脉血管的跳动，其实是在判断气的状态，很多患者脉搏跳动没有劲儿，让患者喝口白酒，脉搏跳动就有劲儿了，为什么？因为心脏收缩有劲儿了，他的脉搏跳动就有劲儿了，那么脉搏有劲儿病是不是就好了呢？不是！

这就跟牛拉车一样，牛没吃饱，没力气拉车，怎么办呢？你拿鞭子使劲儿抽它一下，抽的时候牛能使劲儿跑两步，但很快就跑不动了，因为它没吃饱，没有解决根本问题，它的气没补起来，即使再抽两鞭子，当时能稍微跑快点，但实际上也没多大用，要从根本上治疗，需要把气补起来，给牛吃饱饭。

所以我们号脉，摸血管，其实摸的是血管里的气，因为是气推动着血液在血管里运行的，所以能通过脉跳的有没有劲儿来判断气足不足，脉很疲，跳得没力气，就是气虚了。

2.通过切脉判断气血盛衰

气是怎么产生的？

前面讲过，气与肾脏有关系，与脾和肝的升清有关系，与心脏的推动有关系，还和肺气的开合有关系，所以当我们摸到脉搏很疲软的时候就要想，是肾的问题、脾胃的问题，还是心肺的问题？只有把气补起来，脉搏跳动才有力气。

气推动血在运行，如果没有血就无从谈气，万物负阴而抱阳，没有阴就无从谈阳，就像家里的暖气管一样，暖气管里面流的是热水，所以也叫阴中含阳，没有阴也无所谓阳了，因为阳无从依附。脉跳得有没有劲儿，靠的是气，号脉的时候，可以通过血管的粗细来判断体内阴性物质的多少。

血管太粗，说明里面的阴性物质太多，水湿、痰饮等阴性物质多了，要通过利尿的方法排出去。因为人体就这么多阴性物质，排尿多了，阴性物质就少了，汗血同源，精血同源，水血互换，看到是尿，其实是血。

有的人不认同，认为尿是尿，血是血，大家可以看看西医解剖学，我们的血液在通过肾小球的过滤、重新吸收之后，最后剩下的就是尿，排出去之前，尿就是血，排出去以后，尿是尿，血是血，二者就分离了。

尿和血都是阴性物质，当血管很粗、阴性物质很多的时候，多排尿血管就细了。

还有一种方式就是出汗，出汗了，阴性物质也就少了，汗血同源，汗是怎么来的？是我们体内的阴性物质通过血管渗透出去的。好的东西留下来，津液就被气化了。

我们肺里面呼出的废气，里面有大量水分，我们每天嘴巴、鼻子都会呼出大量水分，爬完山回来为啥会口渴呢？因为运动会出汗，呼吸加快，鼻腔排出大量水分，这些都是在排阴性物质。

现在有很多人湿气重，怎么办？多跑跑步、出出汗，让呼吸加快，就能排湿，就怕坐在家里吹空调，不出汗，呼吸也变慢了，小便排得少，这样子喝水都长胖。

血管太细，阴性物质就少了。那要怎么补起来？最简单的就是喝糖盐水，一大杯白开水，少放点糖和盐，喝下去阴性物质就多起来了，脉管就变粗了。或者吃滋阴的药物，比如麦冬、沙参、生地黄、芦根，都可以养阴。

有很多患者吃药物和食物拉肚子，当严重腹泻的时候，体液大量流失，血液会被浓缩，他的血管就会变得很细，血液里面的物质，如红细胞、白细胞、血小板，还有其他物质没有减少，只是水分减少了，血会变得很黏稠，就好像家里煮稀饭，水放少了，稀饭就变得很黏稠了。

大家知道这会带来什么坏处吗？血变黏稠以后小血管就容易堵住，所以老年人如果腹泻厉害，就很容易患脑梗死。因为老年人本来血管就硬化，弹性很差，管腔狭窄，如果这时候再腹泻，水分丢失，阴性物质少了，血浆少了，那么血液就变黏稠，血液黏稠就运行得很慢，脑部的血管本来就很细，这样就很容易堵住。

怎么预防呢？腹泻严重的时候及时补充体液，喝一大碗糖盐水，喝下去就能很大程度避免。

大家把切脉的原理搞清楚以后，就会知道切脉是切阴和阳的问题，脉跳动是否有力反映的是阳虚不虚的问题，脉的粗细反映的是阴性物质有多少的问题。

如果脉大小合适，但是很有力，太亢，是怎么回事呢？有人说太亢是阳气足啊，这样说不对，太亢是阳郁，是阳气憋在里面。正常情况下，阳气会流动，会释放，稍微动下出点汗，就把阳气散出去了。如果脉很实、很有力，也就是很亢，多半是有阳郁在里面。

有些患者的脉摸起来很沉，很有力，沉主里，说明有深层的东西阻碍了阳气的运行，叫阴实证。脉象出现这个问题多提示身体有包块、肿块。所以通过脉有力无力、脉的粗细就可以判断出很多问题。

3.通过切脉判断脏腑情况

再细讲，脉的寸关尺这一节一寸九分长的血管，它也是个全息。

我们把这部分血管分为三节，就像我们的食指一样，分上中下三节，把人也分为三节，那么寸部就对应头部、心肺，对应人的上部；关部就对应肝胆脾胃，对应人的中焦、中部这一块；尺部对应人的下肢、肾、膀胱、小腹，对应下焦。把人分为三节，那么脉就是个全息。

寸部对上焦，关部对中焦，尺部对下焦，这样一一对应就很简单。

前面我们讲过，脉跳得有没有力量提示阳虚或者阳亢，脉的粗细提示阴分够不够。现在把脉分为三节，通过看寸部脉跳得有没有力量，可以了解上焦的阳气够不够；通过看尺部脉跳得有没有力量，可以了解下焦的阳气足不足；通过看关部脉跳得有没有力量，可以了解中焦的阳气足不足。

寸部脉的粗细如何反映上焦的阴分够不够，关部脉的粗细如何反映中焦的阴分够不够，尺部脉的粗细如何反映下焦的阴分够不够。

把寸口脉分为三部分，左手寸口脉反映左边的身体情况，右手寸口脉反映右边的身体情况，就可以了解每一个局部阳气和阴分的情况。

很多人左手关脉很粗大，说明是左侧身体的中间部分阳气闭在里面了；右手关脉大代表右侧身体的中间部分不太通畅，阳气闭在里面了。

把身体分为上中下三部分，再从中间分开左右。跳得有劲儿阳气足，跳得无力阳气虚，脉粗阴分足，脉细阴分不足，这就很清晰了。

正常情况下，我们人体血液是循环周流的，阳气也是循环的，气由阴向阳转化，再由阳向阴转化，这也是循环的。因为是循环，所以身体各部位都能雨露均沾，得到的气和阴都是均衡的，这样就不得病。

得病就是因为气血的循环不均衡导致的，作为人肯定希望我们的五脏六腑都是均衡的，天之道，损有余，补不足，天道是求均衡的，所以看病的时候，只需要把能量从多的地方调到少的地方，形成一个平衡，形成阴阳、气血、寒热的平衡，就是符合天道的。

人之道，损不足富有余。

假如体内五脏不均衡，那大家是希望损有余补不足，还是希望损不足富有余呢？

如果损有余补不足符合天道，损不足富有余身体就会越来越差。

所以我们做人要符合天道，损有余而补不足，具体来说，就是在养生上要符合天道，在行为方式上要符合天道，在做事上也要符合天道，内外通透，才能健康长寿。只有这样，才算得道。所以我们是通过号脉去判断这些五脏的虚实状态，最终寻求一个平衡。修道修的是什么？修的就是自己的内心世界，与天地相接轨，按天道来行事。

养生大家一定要理清思路，不是问一个病，问病没用，把思路理清了之后，用手摸一摸、按一按，就知道问题了。还要知道前病后治，前面不舒服，到后面摸一摸，如果前面是热的，后面是凉的，那就"热者寒之""寒者热之"，遵循一定的原则治疗。

| 养生问答 |

? 学生问："两尺脉细弱如何调理？"

老师答：两尺脉细弱，肾精不足，早点睡觉，少看手机，多打坐。

? 学生问："感觉左手脉比右手脉有劲儿，所以我的右腿更容易受凉。就是这个原因吗？"

老师答：是的，左手脉属阴，右手脉属阳，右手脉弱提示身上阳气不够。

? 学生问："中脘部位经常不舒服，有什么方法处理？"

老师答：中央有病四肢求，多动手脚，多做体力活儿，多运动就好。

? 学生问：左乳房正上方快到肩部云门穴处，觉得肿胀，摸着有硬块，怎么治？

老师答：前胸的病从后背治，可以在背部刮痧。我们干活儿、爬山时会出汗，出汗之后背部容易受寒，这时要及时把汗擦干，如果背部出汗之后没有擦干，受寒后整个背部肌肉会绷得很紧，膀胱经、夹脊、整个督脉都会收缩，收缩之后阳气没法从后背上升，会从前面走，这时就出现乳房胀痛、咽炎，甚至会出现恶心、呕吐，以及严重的颈椎病，经常在背部刮痧、艾灸，把背部调理好之后，前面的病就好治了。

记住我们讲过，前病后治、后病前治、上病下治、左病右治、中央有病四肢求、四肢有病中央求，"阴阳对，同名配，全息汇，三才位"，这十二个字一定要用好。

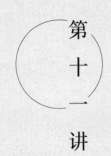

第十一讲

内病外治
养生法

今天我们讲外治方法在养生中的运用。外治方法很多，现在很多养生馆都在用外治法。外治方法如果用好，可以解决很多问题，我们自己学好之后，很多病不用上医院，自己在家里轻轻松松就搞定了。

常用外治方法都包括哪些呢？最常见的就是艾灸，还有刮痧、拍打、推拿、正骨、点穴，以及更高层的导引等，这些都是外治法，如果再往上还有音乐疗法、香道、茶道等，这些都可以治病。

一、中医治病，根本在于调气

1.气行不畅生百病

首先讲原理，我们说人是由精（形）气神这三部分构成的，我们号脉、扎针、用药，都是着眼于形这个层面，但正宗中医都不是从肉体入手，而是从气入手，兼顾形和神，这样才能把身体调得很舒适。

人体内有一团气，如果这个气封闭不好就会漏气，一漏气人就浑身没劲儿，很多人一动就出虚汗，这是因为阳气不能固表，毛孔不能收缩，气就随着阴性物质泄了，所以稍动就出虚汗，稍出汗就没劲儿。

有些人觉得头胀、胸胀、胃胀、小腹胀，这是气运行不畅造成的。气行则血行，气滞则血瘀。我们看到形的一切变化，都是背后的气在支持，气能生血，气能行血，气能统血，气能摄血，所有有形的物质都靠气来推动、温化和收摄，所以气非常重要。

我们运用外治法治病，不外乎就是调人体阴阳，也就是无形的气和有形的肉体，以及它们的相互关系和状态。

举个例子，大家把气球或塑料袋吹得鼓起来，这时候气球或者塑料袋里面压力很大，就会胀大，若在气球上戳个洞，把气一放，它就扁了，这个很简单。

我们人体也一样，肚子胀时，放个屁或者打个嗝就好了，但为什么放不出屁、打不出嗝呢？为什么该放屁放不出去，该打嗝打不出来呢？因为放屁、打嗝要通过气的运行通道（这里指消化道），这个通道处于一个收缩痉挛的状态，自然就上下不通了。

2.脏腑松弛术

我们人要想健康，一定要处于一个非常放松的状态。修行之人追求很放松的状态，放松的时候气就顺畅，只要一紧张，气就不通，刚开始会气滞，气滞了，瘀血、痰饮、水湿就滞留下来了。所以放松是养生、康复、治病的前提条件，要学会放松。打太极拳也好、练武术也好、站桩也好，首先要放松，如果不放松，浑身绷得紧，人的气脉就不通。所以腹部的点穴法也叫脏腑松弛术，主要是让五脏六腑都松弛下来。

有些流派推拿的时候，首先让患者放松，放松了，病自然就好了。他们通过腹部的点穴刮痧或者肩背部推拿使身体放松，放松之后屁就放出来了，嗝就打出来了，气的循环加快，病就好了，但是要做到放松很难。

我们的颅腔、胸腔、腹腔、盆腔都是腔，人体这四个腔体，上下是相互贯通的，气是流动的。如果气流动的通道出现问题，比如胸腔的气不能到达颅腔，那么就会头晕，昏昏沉沉的；如果颅腔的气不能往下降，那头就发胀；如果胸腔的气不能往上走，也不能往下走，憋在中间，就会胸闷、乳房胀痛、胃胀；腹腔的气不能向四肢走，四肢就没有劲儿；腹腔的浊气不能通过放屁排出去，腹腔就胀。所以颅腔、胸腔、腹腔、盆腔这四个腔体是有气的，它们的气是相互流动和转换的。

如果腹部胀得很厉害，可以用脏腑松弛术治疗，吃点中药松弛也可以，可以通过松弛肠道、肌肉、神经来进行放松，打通上下的出口。有个方子叫"十六味流气引"，功效就是放松这些腔体，吃完就会不停地放屁，我也把这个方子叫作"腔体松弛方"。

晚上睡觉躺在床上时，大家要尽量全身放松，放松了之后，就会发现本来有点胀的肝区也慢慢不胀了，气会从高压部位向周围的低压处流动。郁结的气会慢慢地向其他地方流动，流向我们的眼、耳、鼻、舌，肝郁的患者放松的时候，会不停流眼泪；肺气郁结的患者放松的时候，鼻子会流清鼻涕出来；腹胀的患者放松的时候会放屁。所以每一个脏器它都有出口。

二、11 种外治保健法

现在我就给大家介绍一些常用的、简便易行的外治法，让大家都能用得上。

1.拍打百会

我们人体在放松的情况下，气会从高压向低压转换，叫清升浊降。但是放松不了怎么办呢？还是有方法的。

假如我们想把阳气升上去，但头昏昏沉沉的，阳气升不上去怎么办呢？我们可以拍百会，百会为诸阳之会，拍百会可以促进阳气上升，百会一拍大脑就清爽了。如果号脉时发现左寸不足，可以拍百会，把阳气往上提，拍七八十下，头脑马上就清醒了，比去医院打血塞通（一种扩张血管，增加脑血流量的药）、丹参注射液（一种活血化瘀的药）效果更快，一两分钟就能解决问题。

2.甩腿法

拍百会能升阳，使气往上走，如果想让气往下走，可以跺脚或者甩腿，一只脚站在小板凳上，另一只脚悬空，前后晃动，甩动，在甩的过程中气就往下走。甩腿能把上部集聚的郁滞不通的气释放出去，对腰腿疼痛、椎间盘突出效果很好，甩腿的时候下肢要放松，浊气下降，就会放屁。

除了拍百会、甩腿，还可以直接跺脚，这样能使清气上升，浊气下降，这就是升清降浊法。通过对人体上下两端的治疗，也就是拍百会和跺脚，可以使气清升浊降。

3. 捶胸顿足法

如果腹腔压力大，可以跺脚，如果想让胸腔的气降下去，可以捶胸，这叫捶胸顿足法。很多人吵架生闷气之后感觉胸部胀闷难受，就把胸腔拍一拍，跺跺脚，捶胸顿足之后，胸腔的气就降下去了。拍百会、跺脚是升清降浊，这是大的方向，从头到脚。捶胸顿足法是把膻中拍一拍，膻中为气之海，这样可以使气从胸腔向腹腔转移，捶胸顿足之后，气往下走，通过放屁就排出去了，这就是捶胸顿足法。

4.拍委中，背撞墙

因为阳气上升的通道（主干道）在督脉上，所以升清降浊只取人两端就可以缓解，但不能解决通道问题，捶胸顿足法解决了前面的通道问题，但后背的通道问题怎么办呢？可以拍委中。腰背委中求，拍委中时腰部和背部肌肉就放松了，放松之后整个后背的阳气就往上走了。还有一个办法是背撞墙，通过这个方法振动后背，打通膀胱经、华佗夹脊、督脉，使阳气从背部升上去就顺畅了。

这里的每一招用好之后都可以解决很多问题。拍委中、背撞墙用好了可以治疗颈椎病、背寒。

5.拍足三里

那么治疗中焦不通有哪些方法呢？

治疗中焦不通也有方法，比如拍足三里，"腰背委中求，肚腹三里留"，小腹部或中脘附近可以通过拍足三里来降胃气，拍一拍中焦就通了。如果拍足三里的时候再配合拍肘关节（肘窝，也对应中焦），也可以促进心肺之气下移。如果胸闷、咳嗽、心脏不舒服，拍肘关节就有很好的疗效。心包与胃相别通，心脏与胆相别通，胆胃之气一降，心脏就舒服了。运用象思维，如果把上肢看作一个人，肘关节正好在中间，对应中焦，所以拍肘关节可以把中焦疏通，降胆胃之气，从而降心肺之气，改善心包、肺的问题。

6.拍内关、外关

拍内关效果也很好，如果前胸不舒服，后背也不舒服，可以拍内关和外关，拍外关可以改善背部肩胛区的病证。把手握成拳头，手的阳池穴就对应大椎穴，外关穴就对应背部督脉上的陶道穴附近，陶道穴是整个督脉上最狭窄的一个部位，所以很多人陶道穴堵住了，背部受寒之后，发凉、疼，这时候在陶道穴附近拍一拍，或者把外关、内关拍一拍，前后拍通，整个前胸后背就舒服了。

拍打可以解决好多问题：拍百会和跺脚升清降浊；捶胸顿足法可以降前面的气；拍委中加背撞墙可以升后面的气；拍足三里、肘关节可以解决中焦不通的问题；背部不舒服拍内关加外关。把这些处理好后，基本上整个前后的气就非常顺畅了，气顺人就舒服了。

7.开五关

还有没有更高的技巧呢？可以把胸腔、腹腔、盆腔三个腔当成个气球，当人感到胸腔、腹腔、盆腔每个腔都胀的时候怎么办呢？腔体的气是从腔体向四周辐射的，如果不能向头部辐射，大脑就晕晕乎乎；如果不能向上肢辐射，手就没有劲儿；如果不能向下肢辐射，腿就发软。那么怎么办？开五关。怎么开五关？

拍腋窝。两个腋窝拍一拍，气就到手臂上去了，上肢就舒服有劲儿了，两只手就非常轻松了，因为手臂上的气血、神经、血管，都要经过腋窝。如果腋窝处不通，气血过不去，手就会发麻、无力。"肝有邪，其气留于两腋"，两个腋窝拍通，气血通畅，整个胸腔的气就向两边辐射出去了。把胸腔当作腔体，给郁滞之气找个出口，拍一拍腋窝，让胸腔的气从这个出口出去，很多乳腺增生的患者用这个方法，气机畅通了，乳房就不胀了。

还可以拍大腿内侧，也就是腹股沟附近，同样的道理，拍通了气就向下肢辐射。在腹股沟部位拍拍，气就向下释放，腿就会发热，就很有劲儿。如果不拍通，小腹就会胀得特别难受。所以两个腋窝和两条大腿内侧（髀区），这四个地方就叫四关。

那么还有一关在什么地方呢？在天突这个地方。我们胸中的气，不仅往两边走，还往上走。有些患者爱生气或者心情郁闷，常吃压气饭（生气的时候吃饭），气不能正常升降开合，郁堵在里面，不能上来濡养咽喉，所以建议很多有甲状腺结节的患者，多按按天突。天突就像个阀门，把阀门松一下，气才能往上走。往上走才能把甲状腺结节的气化掉。还有梅核气，一样也可以开这一关。

8.拍打手臂

背部的气不通怎么办呢？大家经常会有这种情况：背部受寒以后，肩胛区不舒服，疼得很厉害。手背有手三阳：手阳明、手太阳、手少阳。很多患者喜欢穿短袖的衣服，穿短袖的时候前臂露出来了，上臂和前臂交界处的肘关节就容易受寒，因为穿短袖，肘关节以下的前臂是受凉的，而上臂是热的，一个热一个凉，受寒之后，手三阳的经络就不通畅。大家可以试一下，用手捏一下肘关节附近上臂外侧这个地方，疼不疼？疼就是不通！凡是这里捏着很疼的，整个肩部都不轻松，尤其是肩胛区，因为所有的手三阳经都被堵住了。手之三阳从手走头，途经的这个地方（肘关节）堵住了，所以从上臂到肩胛区这一块就都不通畅。那么怎么办呢？可以把一边的肘关节屈曲90°，手背朝上，用另一只手拍上臂外侧肘关节这个地方。拍多少下？只要拍个50～100下，拍出痧，肩背部就会非常轻松。

打通了前胸的气，胸部的气可以通过腋窝释放出去，还可以通过天突穴往上走；打通了大腿内侧腹股沟区这个部位，盆腔的气可以往下肢走；拍足三里、内关、肘关节可以把胸膈的气打通；把前臂外侧拍拍，背部就很轻松。

还有个问题，中脉怎么打通？

有个很简单的方法：手掌属阴，手背属阳，作为一个太极图的话，一个阴，一个阳，就是个太极，沟通阴阳的阴阳弦，也就是手掌的两侧。人体很多时候是虚实夹杂的，有的地方能量是多的，有的地方能量是少的，有的地方热，有的地方寒，有的地方水多，出现水肿，有的地方水少，很干燥。治病最简单的方法就是调和阴阳，沟通气血，让阴和阳相互转换，让多的地方向少的地方流动，这就需要把阴阳弦打开，如果体内阴阳弦不打开，想要一副好身体是很难的。

《黄帝内经》上有句话叫"凡十一脏，取决于胆也"，我们的脏腑，肝、心、脾、肺、肾，胃、小肠、大肠、膀胱、三焦，这十一个脏腑皆取决于胆，那为什么十一个脏腑皆取决于胆呢？因为足少阳胆经在人体的外侧，外侧就是阴阳弦，是沟通阴阳的，胆经不通畅，胆气不顺畅，整个阴阳的沟通就是有障碍的。少阳为枢纽，所以很多小孩子的病，感冒、发烧、咳嗽、食积……喝点小柴胡颗粒就好了，少阳为枢，枢机不利会出现各种疾病，小柴胡汤就是调和枢机的。手掌外侧虽然不是胆经，但它在外侧，经常搓搓也能治病，沟通阴阳。

如果把人看成一棵树，两个上肢刚好就长在树干的两侧，像树枝一样，身体前面是阴，后面是阳，上肢刚好长在阴阳的分界线上，手生长在阴阳分界线的最末梢，"宇宙在乎手，万化生乎身"，手是非常玄妙的，是沟通阴阳的，整个手掌就像一个阴阳弦，所以经常动手手很巧的人，中脉就通畅，心就很灵活，身体也健康。

9.搓耳朵

人体前面属阴，后面属阳，耳朵在两侧，所以经常搓耳朵也会起到很好的保养作用，怎么搓呢？用掌根把耳朵往前扒，从上往下搓耳背，然后再翻过来搓前面，如此循环往复。整个耳朵也像人体生长在侧面的一片叶子，如果感觉身体寒热错杂不舒服，就是阴阳弦出了问题，大家可以试试搓耳朵，搓个十下、十五下就会感觉神清气爽。就这一招，每天晚上搓个几十下，早上起来再搓个几十下，有鼻炎的、视力减退的、偏头痛的人，都可以搓一搓，搓完之后就会神清气爽，非常舒服。

现在网上流行拍胆经，拍胆经也能沟通阴阳弦，可以对下肢的阴阳进行调和。打坐也是拉伸胆经和胃经，大家体会一下，打双盘和单盘，都是在拉伸胆经和胃经，也可以把阴阳弦拉开。所以为什么说打坐对身体恢复有用，从中医角度来看，它其实就是把胆经拉开。阴阳弦这么重要，大自然有没有东西可以调节阴阳弦呢？我们吃的带叶子的菜都有这个作用，叶子的两面就好像是手心和手背，就是沟通阴阳弦的。

10.揉腹

如果腹部有包块，我们可以通过拍足三里使腹腔的气往下降，还可以通过拍两大腿的内侧使盆腔的气舒展开。还有揉腹法，就是直接针对腹部包块进行按揉。大家可以上网搜索一下李世音，这位老人家传的揉腹法效果很好，可以学一学。

上面这些方法用好之后，就可以治好很多病：咳嗽、胸闷、胃胀、腹部包块、哮喘、乳腺增生等，都可以治。如果是自我养生的话，把这些学好就行了。

11.导引术

现在我们来讲导引术，懂得拍打法之后，再学高层次的导引术，治病就治得很好了。

（1）降本流末法

第一个叫降本流末法，"降本流末"出自《清静经》："降本流末，而生万物。"大自然降本流末生万物，下雨的时候，雨水从天上降下来，流到各个地方，流到大海去，经过湖泊、山川往下流的时候，它会滋养所有植被和物种，所以"降本流末，而生万物"。

在治病的时候，我们首先可以用降本流末法治疗。比如患者胸很胀，治疗的时候让患者把眼睛闭上，用手轻轻从头顶百会穴往下摸，把头部的气调到胸部，如果觉得用手麻烦，可以用非常小的鸡毛掸子，让患者有麻麻的、很舒服的感觉。用小鸡毛掸子轻轻从头顶刷，气就随着慢慢降到眉头正中心，降到膻中，降到中脘，降到胃，降到肚脐，这其实就是降本流末。因为很多人头脑静不下来，气都浮在上面，用鸡毛掸子轻轻往下引导一下，刷到什么地方，患者的注意力就放在什么地方，刷到头部就注意到头部，刷到额头就注意到额头，刷到鼻子就注意到鼻子，刷到膻中穴注意力就放在膻中穴，刷到小腹部注意力就放在小腹部。

人体能量的流动是靠注意力来支配的，所以鸡毛掸子刷的时候，感觉痒痒的、麻麻的，这是能量开始流动了。

脚凉的患者只需要从上往下摸下去——从后脑勺到背部、大腿、委中，一直摸到脚上，就这样摸几下之后，他的脚就发热了。这个就是降本流末，这是导引。

导，导的就是我们大脑里面的阳性能量；引，就是把能量引到身体需要的部位，这就叫降本流末法。

可能大家觉得不太稀罕，但事实上这个真的很好用。比如腰疼，只需要在头顶正中百会穴，用一寸长的针向后斜刺一针，一会儿腰就不疼了。因为这么一扎，气往后走，腰就舒服了。如果前面不舒服，从百会向前面斜刺一针，气从前面降了，前面的病就好些，这是高级针法，这叫调神，通过调用大脑的能量来治疗身体的病，非常好用。

（2）颠倒阴阳法

第二个颠倒阴阳法。人的阳气是向上、向外蒸的，所以头为诸阳之会。脚呢？我们站着、走路的时候，脚是在最低的位置，由于地心引力的作用，阴性物质往下沉，阳气往上走。现在很多人上热下寒，怎么办呢？把脚抬起来，超过头部的位置，或者吊起来倒挂金钩（注意不能挂时间太长了）。这样有地心引力的作用，阴性物质就从脚部向头部运行，阳气就往脚上走，所以叫颠倒阴阳。

有的人上班操心半天，头脑发热、心慌，心脏阴血不够，大脑阳气太亢，想休息会儿，中午午休的时候只需要把脚抬起来，超过头部的高度，头放低一点，休息十分钟，让阴血到头部汇集，让阳气到脚部汇集，午休过后，脚就非常轻松了，头也很舒服了。体位一转变，人体的阴阳就开始重新分配。这叫颠倒阴阳法。

（3）引火归原法

心火要到脚上去，引火归原，怎么办呢？其实很简单，心脏在跳动，我们身上所有的血管也都跟着心脏跳动，晚上睡觉的时候睡不着，心静不下来，越睡头脑越热，越睡脚越寒，怎么办呢？把左脚的脚后跟搁在右脚的脚背解溪穴上，压迫这个地方，足背这个地方有个动脉血管，压着的时候，刚开始不觉得，一会儿血管就会"怦怦怦"跳动，因为被压到就有阻力，这时候心脏就要调动能量把阻力冲开，将血重新分配，冲开脚部被压迫的血管。所以用左脚脚跟压在右脚脚背的时候，整个气都往右脚脚背上走，要冲破左脚的压迫。这时目的就达到了，心火下移了，心肾相交了，慢慢就睡着了，脚上开始出凉汗，出冰冷的汗。这是道家的睡觉功法，脚就这么一搁，手护在肚脐上，人就进入状态，这叫引火归原法。

外治的方法有很多，我希望大家可以对人体有更清楚的认识，都能活得健康，尤其要掌握搓耳朵、拍手臂上侧、拍大腿内侧、拍内关、拍外关、拍肘关节、拍膝盖窝、拍百会、跺脚、捶胸、撞墙这些方法，运用这些方法，大家会发现自己身上前面、后面、上面、下面、左面、右面都可以调好，这些都不是问题。

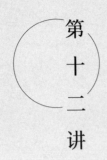

第十二讲

药食养生法

今天我们讲药物和食物在养生中的重要性。我们经常说什么事都要向内求，不要向外求，但如果内在力量没有提升，人没有完全开悟，很多事没有看破，还是要借助外物来帮助一把，就像一个人掉到泥潭里，自己爬不起来，需要别人扶一把，但别人不能永远扶他。

药物有没有效呢？药物有效，如果药物没效，那天下的医院就关门了，医生就下岗了，如果食物对身体养生没有作用，那我们吃它干啥？

我们肉体活在这个三维世界，所以要遵从三维世界的"游戏规则"。

人的身体就像汽车，汽车要烧汽油就像我们人要吃饭，汽车也需要保养，也需要维修，就像我们人看病一样。把人的肉体看作一部汽车，很多人修行只顾修心，身体没有修好，修到自己一身病，这就出问题了，所以忽视肉体的重要性是不对的。

精、气、神，我们的思维意识、体内的气、肉体三者是密不可分的，脱离任何一个环节谈其他两个都是错误的，所以必须要非常重视我们肉体的重要性。

一、炼精化气，炼气还神，炼神还虚

今天晚上我从精、气、神这三个角度谈一下如何用好药物和食物。有几句话大家记一下：气足不思食，神足不思眠，精足不思淫。

1.气足不思食

当人体内气足的时候，就不需要吃饭，为什么呢？因为吃饭的目的是补身体的气，气不足就会乏力，气虚才需要进食，食物需要通过脾胃来运化，来产生气，为身体提供能量，所以气足不需要吃饭，气不足需要通过食物来补充能量。判断一个人的气虚不虚，就可以通过这个来判断。比如一个人现在肚子饿了想吃饭，浑身没劲儿，这就是气不足。

2.神足不思眠

很多人精神很好，晚上不用睡觉，眯眯就行，白天精力也非常旺盛，他的神很足。当一个人神不足很困乏时，自然就想睡觉，白天也想睡觉。神足不思眠在临床也很有指导意义，有些人白天总是晕晕乎乎，昏昏沉沉，总想睡觉，这就是神不足。

3.精足不思淫

精不足的时候虚火上浮，心气动摇，总想些同房、手淫之类的事，肾越虚越想淫。反过来讲，长期手淫过度的人，自制力很差。有患者说他手淫过度，腰酸腿软，记忆力减退，白天昏昏沉沉的总想睡觉，但又控制不住自己，这就是精不足。精亏之人，你反复给他说危害性，说教是没有用的，精不能补起来，他就控制不住。所以在治疗手淫过度或者同房过度精亏时，要加补精的药。

我曾经治疗过一例慢性前列腺炎，患者手淫过度，下焦本虚标实，前列腺肿大，尿急、尿频、尿痛，腰腿酸软，还有阳痿、早泄这些情况，开方时用 100 克菟丝子。大量菟丝子喝下去之后，精补起来了，他自己就有了自我约束力，手淫次数就减少了，这就是精足不思淫。

手淫过度，大脑总幻想这些念头或者看黄色图片，在调理时就要加补精的药，如菟丝子、枸杞子、沙苑子，尤其是菟丝子，把精补起来之后，身体才会真正好转。

4.精化气，气养神，神养精

精、气、神之间有什么关系呢？道家说"炼精化气，炼气还神，炼神还虚"，这充分说明了精、气、神之间的关系。精可以转化为气，气往上升可以养神，所以神不足的时候要补气，气不足的时候要补精，把精补好之后才能转化为气。

把有形的肉体养好，精足之后气就会很足。精不足的人体力是很弱的。曾经一个学生刚来中医村的时候，挖地不到五分钟就晕过去了，这就是严重精亏，精亏时稍一动就会耗气，气就不能养神，神失养，大脑对身体就失控了。所以精亏的人不适合干重体力活儿。

肾藏精主骨，伎巧出焉。没有精的时候，干活儿就没有耐力，没有持久力。精就像地球上的煤，煤燃烧的持续时间很长，但如果用柴火或者木炭，烧一会儿就烧完了。

判断精足不足，一是精足不思淫，二是看持久力、耐力。精亏的人干活儿没有持久力，没有耐力。头发花白、没有光泽，骨质疏松，都是精亏的表现。

现在很多老人甚至四五十岁的人测骨密度，发现严重骨质疏松，这就是精亏。肾主骨，骨藏髓，精就藏在骨头里。只要做骨密度测定，骨质疏松的就精亏，脑为髓之海，长期骨质疏松，精亏，脑髓得不到充养，会得脑萎缩，脑腔隙变大，这都是精亏的表现。

精化气，气养神，神养精，三者构成一个能量环。为什么神能养精？

俗话说"胖和尚，瘦书生"，大脑清净可以减少对气的消耗，减少对精力的消耗，因为用脑过度，会对气消耗过度，从而加速对精的消耗，出家师父参禅打坐想得少，气就消耗少，减少气的消耗就是减少精的消耗。神定则气回，气回则精生。

高三学生每天刷题，做数理化，用脑过度，就会加强气的消耗，气从哪里来的呢？气从精转化过来，所以这时候就精亏。想要孩子聪明，神足，记忆力好，就要补气补精。因为气能养神，气足脑子就聪明些。气怎样才能足？补精！精能转换成气，所以高中生在考试之前吃一些九蒸九晒的黄精、芝麻，就可以补精。为什么初高中的孩子要少手淫？手淫会耗精，精耗了以后，气就少了，气少了就不能养神，记忆力就会减退，从而荒废学业。

越精亏越手淫，恶性循环，长此以往人就毁了。所以孩子在青春期的时候要做好引导，伤精之后学业会受影响，最终一辈子受影响，所以精一定要养足。

二、药食养气

1.气虚的三方面原因

气足不思食，气不足的时候怎么办？我们要从三个方面入手：上焦肺吸入的清气质量好不好、中焦的脾胃功能弱不弱、下焦的肾气化功能如何，气虚就考虑这三条。

如果一个人长期在潮湿的地方工作，肺吸入的是浊气，就会头昏脑涨的，到空气好的地方，就会感觉神清气爽，因为气能养神。如果患者说浑身没劲儿，很乏力，那就问问：工作环境怎么样？是不是在空气不好的地方干活儿？有些乏力与工作环境有关系，不要动不动就补气，有时候不是靠补气就能补得好的。比如说疫情期间都戴口罩，有些口罩质量很差，透气性不好，每天吸入的是自己呼出的浊气，氧气含量不够，人吸入这样的空气就很烦，浑身没劲儿，头晕，这时候把口罩打开，深呼吸一下，就会很舒服，这时候的乏力不是因为肾虚或脾虚，而是呼吸的空气质量差，呼吸的不是清气而是浊气，所以气虚与工作环境有关系。

气的生成还依赖中焦脾胃的运化，所以要想气足，脾胃功能要好，怎样判断脾胃好不好？看这个人吃饭怎么样，能吃能喝，消化功能强，说明中焦脾胃好，没有问题。如果患者浑身无力，吃饭不行，一吃就胀，那就是中焦脾胃问题，把吃饭的问题解决了自然就好了。

在气的生成中，肾阴肾阳的不足都会导致气虚。如果患者怕冷，手脚冰凉，舌头发白，手指甲没有"月牙儿"，那就是下焦气化的问题。

上焦呼吸空气不好可以换一个环境，中焦脾胃问题把中焦脾胃解决好，下焦问题把下焦气化解决好，这样才能解决气虚的问题。

2.所有补气药都带甜味

如果中焦脾胃差，饭量不多，可以吃点补气的药，什么药补气呢？中药里面的黄芪、党参、人参、红参、西洋参等都是补气的，还有甘草，也是补中益气的。所有的参类，都带甜味，甜中带苦，甘草也是甜的。如果浑身没劲儿，气虚，喝点红糖水就能补气，好的红糖有很好的补气作用。

现在有些红糖很便宜，里面掺了一种甜味的草，不是甘蔗也不是中药的甜草。用这种甜的草熬出来的甜味汁液，掺到红糖里面去，甜却不香，就像吃糖精一样。糖精水虽然也是甜的，但不能补气，能量很低，还有甜叶菊、甜蜜素，也是调味的，但不能补气。好的红糖有甘甜味，有特殊的香味，能补气，不好的红糖补气功能就弱一些。

气虚的时候吃点甜味的就能补气，在临床扎针时，患者气虚晕厥，给他喝点红糖水，很快就能好，或者喝点红参水，气就会更足一些。

3.一个普通的方子，治疗疝气有奇效

气足很重要，气在体内的升降开合更重要，所以大家一定要注意自己体内的气升降是否顺畅，体内气顺畅，吃白米饭都能补气，吃馒头也

能补气，馒头和大米含有大量淀粉，淀粉在口内通过消化酶转化成糖分，就能补气，所以低血糖的时候细嚼慢咽地吃个馒头，淀粉转变为糖分，就能补气。

糖尿病患者低血糖时脸色发白、手脚发凉，出冷汗，就是一派气虚的表现，吃馒头、喝糖水就能好。

气的升与肝脾有关系，气的降与胆胃有关系，如果气升不上去，会造成气的下陷。这种情况怎么办呢？吃点逍遥丸和补中益气丸。逍遥丸可以疏肝健脾，小孩子患疝气，很多医生治疗用天台乌药散，其实不论小孩子还是成年人，治疝气都可以用逍遥散。十几年前有一位外地的患者带他的小孩来看疝气，我切脉发现孩子肝郁脾虚，小孩子肝常有余，脾常不足，就容易患疝，比如腹股沟疝、阴囊疝等，当时我没想到用逍遥散治，只因小孩肝郁就开了三剂逍遥散，用药之后疝气就好了，且没有再复发。后来我越讲课越明白，越做临床工作越通透，肝脾主升，所有气下陷的疾病都可以用逍遥散治疗，逍遥散补脾疏肝，补中益气汤里面也含有逍遥散的成分，也有升气的作用。如果用食物代替药物，升气的时候就要用葱、姜、蒜、花椒、辣椒，所有这些辛味的食物，少量用都可以促进气往上升。

气降涉及胆和胃。苦味的药和食物都可以降气，所以说胆胃不降的时候用黄连温胆汤的效果就很好。苦的食物都能降，夏天天气热，气降不下去，我们吃点苦菜，开水焯了凉拌，好吃还降气。大蓟、小蓟、蒲公英都可以凉拌着吃，都可以降胆胃。还有酸的、咸的药物和食物，都可以降气。

三、补精更要惜精

1.精是一切能量的源头

现在网上卖的芝麻丸、黄精，都很受追捧，因为当今社会十个人有九个人精亏。大部分人不是阳虚，也不是阴虚，是精亏。为什么会精亏呢？第一，是思虑太过，社会压力大，大家头脑都不清静，思虑太过，身体消耗，所以精亏；第二，大家普遍都存在熬夜的情况，透支身体；第三，有些人干体力活儿或者运动过了太劳累，身体透支太过，就会耗精。

体力活儿干多了耗精，运动跑步锻炼耗精，思虑太过耗精，熬夜伤精。因为所有的活动都是靠精来支配的。

我们所有的生命活动都需要耗精，记住，不只是同房耗精，我们所有的生命活动都需要耗精，因为精是肉体一切能量的物质基础。

比如我今天早上喝了一杯豆浆，中午吃了一碗饭，下午到现在还没吃饭，忙了一天，这些活动所消耗的能量从哪里来呢？全是靠体内储存的精在不停地转换为气，不停地养我的神，不断在满足我身体的需求。当大家明白这个原理以后，就要爱惜自己的精，所以道家有一句话叫"惜精如命"，就是爱惜你的精，就像爱惜你的生命一样。想要长寿，一定要养精、惜精。

2.受用一生的中医养生箴言

下面几句话大家记一下，第一句："补精不如惜精。"要怎么补精呢？

我们每个人都有先天之精，用完就没有了，好比每个人生下来就有一缸米，有些人省着吃，吃了三年，有些人一边吃一边送人，结果一个月缸就空了，每个人生下来的先天之精就那些，所以叫"补精不如惜精"。

那怎么惜精呢？除了少同房还有其他办法吗？大家记住第二句话："惜精不如养气。"

因为精能化气，我们所有的活动都要耗气，耗气的背后就是耗精。"多言耗气"。我现在给你们讲课，讲一个小时，耗的气是什么东西呢？耗的气就是精转化来的，是我身体储存的精华物质，所以看起来我是在说话，其实耗费了我的生命能量。

说话多了，多言就耗气，耗气就耗精，所以惜精不如养气。

那么如何养气呢？养气少说话就行了吗？不全是的，这里是第三句话："养气不如养神。"因为耗气最厉害的是神，大脑产生一个念头就要耗气。一个人坐了一天什么事也没干，就想了一天，无穷的念头导致腰酸背疼，浑身没劲，为什么？因为神在耗气。所以养气不如养神，把神养好就能养气。

如何养神呢？这里是第四句话："养神归于清静。"想养神就要归于清静，"人能常清静，天地悉皆归"。

我现在讲课基本上不打草稿，今天晚上讲了几个小时，很多思想在我大脑里已经成形了，提前十分钟把要讲的纲要列出来就可以讲了，耗神很少，我只要不耗神就能省很多气。但是如果为了讲堂课，我从几天前就开始不停地想，绞尽脑汁地想，就会消耗大量的气。人一辈子就要越活越明白，越活越清醒，所以养神要归于清静，要时刻去观察念头。

那么如何清静呢？清静就需要观察自己的念头。不追随、不执着、不放大。清静的好处呢？这里是第五句："清静则气宁。"当神清静的时候，气自然而然就安宁下来，很多时候我们大脑不清静，思虑太过，就搅和得气不安宁，所以"清静则气宁"，只要气宁静，自然清升浊降，心静气宁就能保精，气宁静就不会耗气，神就清静。第六句话："气宁就能保精，保精就能延命。"

我连起来再说一下："补精不如惜精，惜精不如养气，养气不如养神，养神归于清静，清静则气宁，气宁则能保精，保精就能延命。"

3.吃种子类食物可以补精

那精已经亏了怎么办呢？前面说补气的方法，就是吃带甜味的食物。记住甜菊苷、甜味素、甜蜜素这些不是真正的甘味食物，它是欺骗味觉的，补气要用甘甜的食物。精亏的可以补精，我们老百姓怎么补呢？多吃些种子类的药食，所有种子类药食都补精，比如中药的菟丝子、枸杞子、沙苑子、桑椹子、覆盆子，食物中的核桃、松子、榛子等，都能补精。我们吃水果的时候总把肉吃了，皮和种子扔掉，其实种子也能补精，只要这个种子没有毒，它都能吃，能补精。

菟丝子要补精怎么用呢？把菟丝子放在锅里炒，喷点盐水，炒得炸开，变白色，像爆米花一样，这时候它的补精效果最好。基本上所有种子都要炒一炒才能更好地补精，为什么呢？

因为种子具有生命力，没炒的时候种子具有生发之气，它在补精的时候还有生发之气，它还往上走，想把精藏到肾里去，一是借助咸味入肾，二是把种子炒得没有生发之气，它的补精效果才会更好一些，直接入肾。

有的补精药物还要九蒸九晒，比如九制黄精、九制首乌、九制麦冬，经过反复蒸、反复晒，它的成分就慢慢转化成补精的成分了。

还有动物的血肉，比如骨头，有些患者身体虚的时候，他需要喝点骨头汤来补精。比如有些十七八岁的孩子手淫过度了，腰酸腿软的，买点牛骨头或者猪骨头，煮上五六个小时，煮完了把上面的油撇一下，白色的汤用来下面条吃，这种汤补精的效果也很好，因为这是动物的精，藏在骨髓里。

前段时间有一位患者，家里经济条件不太好，平时吃素，舍不得吃荤，浑身没劲儿，吃点补气的中药就好一点。有一次他跟我说，他知道自己的病咋治了，他说前段时间自己母亲受伤了，就熬骨头汤给母亲喝，母亲让他也喝点汤，他们每天一个人喝一碗，喝了两三天，他就浑身有劲儿了。这就是精足了。

气往上走就能向阳转化来养神，往下走就能向阴转化来养精血。大家看当归补血汤，主要成分是黄芪配当归，两者比例5∶1，既然补血，为啥不多用点当归，少用点黄芪呢？因为气向阴转化，就能转化成血，叫气能生血、气能行血。血产生的源头就是气，气产生的源头是精，精能化气，所以补精也能补血。道理明白之后，大家就知道贫血不是一味地去吃补血的药，要加上补精的药，精足气就足，气足血就足，这是它们转化的原理。

四、调神贵在清净

1.为什么说"脑满肠肥"？

大脑太亢静不下来的时候，怎么让神静下来呢？告诉大家一个小技巧，《易经》上讲大脑属乾卦，大肠也是乾卦，大脑和大肠是相通的。我们吃的猪大肠的样子就和大脑的沟回很相似，能量层面上大脑与大肠相通，它们都属乾卦。有个词叫"脑满肠肥"，大脑满肠子就肥，大家可以琢磨一下。人太亢怎么泻大脑的阳呢？泻大肠。

所以有一个中药方是用朱砂配芦荟，芦荟中的有些成分是通大便的，朱砂是清心、镇静安神的，一边泻大肠一边安神，在这里用大黄替代芦荟也可以。张锡纯治狂证时，让患者吃芒硝，炒菜时偷偷放入芒硝让患者当盐吃，芒硝是咸的，吃完之后患者腹泻，大肠一泻，脑子就静下来了。

凡是脑子静不下来的，大肠一定有问题，长期用脑过度的，大肠水分不够，会便秘。晚上睡不着，大脑静不下来，第二天早晨起来大便就不好。早晨起来有一次很通畅的大便，能让人感到神清气爽，这也说明了脑和大肠的关系。

2.抑郁的本质是神不足

那么神衰呢？神不足时，就是精神不好，人就像得了瘟病的鸡一样，精气神不足。怎么办呢？记住神是靠气来养的，气是靠精来转化的，所以神不足时，就补精，精化气，气养神。

现在很多抑郁症患者神不足，神不足就是气不足，抑郁症患者浑身没劲儿，懒得动，这就是气不够，这类人一般还有阳虚怕冷的症状，指甲也没有"月牙儿"。

整个人不动时，能量振动频率就比较低，思想也很负面。人心态越阳光，气就越足，为什么呢？

因为阳光的心态可以使人的能量振动频率变高，会促使整个肉体的精向气转化，有形向无形转化。

所以人越消沉，气就越不足，人越积极，越进取，气就越足，人就越快乐，身体越好，这就是养生健康的密码。

一个人越不想动，思想越消沉，神就越不足，能量的振动频率就越低，不仅喝水都长胖，还怕冷，这是个恶性循环。

掌握了这个密码，神不足时，大家就可以逼迫自己去干活儿、晒太阳、艾灸，使体内的阴性物质向阳性物质转化。

前面我们讲过"补精不如惜精，惜精不如养气，养气不如养神"，那么吃什么药才能养神？

吃补精的药，精足能养神。很多时候我们精不足了，脑子静不下来，把精补足了，阳气就不虚亢了；气足也能养神，所以吃点补气药也能养神。

举个例子，读书时期，中午快下课的时候，学生肚子饿了，气不够了，脑子静不下来，烦得很，课也听不进去，怎么了？要吃饭了！进食补气，补精养神。另外，养神除了吃食物，还可以运用音乐、香道、茶道等方法，这些方法通过调气的升降开合来养神。

今天我们讲的是药物和食物，大家肾精不足，整个虚火上浮，脑子静不下来的时候，可用龙骨、牡蛎安魂定魄。只吃九制首乌，九制黄精，九制麦冬，吃多了脾胃运化不了，可以自己做点芝麻丸吃，建议大家做芝麻丸的时候配上肉桂，放点陈皮、茯苓，为什么？因为补精药用多了，中焦脾胃运化不了，放点陈皮、茯苓，茯苓通三焦，三焦通达则百病不生，陈皮、茯苓一加入，中焦脾胃就运化开了，肉桂配黑芝麻就能补精。

黑芝麻、肉桂加陈皮、茯苓就是很好的搭配，可以把精、气补起来。

药物方面，朱砂、朱茯苓、朱麦冬都能够镇静安神，使神往下收。古代小孩在十几岁的时候，用朱砂在印堂点一点为开智，为什么在印堂点个朱砂就能开智呢？因为小孩子在成长过程中是好动的，对整个世界都很好奇，很容易将神放在外面，他的神是往外扩散的，他觉得外界所有的东西都很奇妙，所以他把神放在外面，这样可以从中学到各种各样的知识，但不能增加智慧，神收回来之后才能增加智慧，小孩子白天的神放在外面，晚上要收回来好好睡觉。

古人把朱砂研得很细之后，用白及粉加水调匀，用毛笔蘸一些点在印堂这个地方，朱砂有重坠之力，只要额头点一点儿朱砂，借用朱砂的重坠感，自然而然就会把注意力放在这儿，这时候，神就回归了，神回归，气就回归，气回归，光就回归，《太乙精华宗旨》上面有讲，光回归，宇宙能量就开始回归。所以如果大家有晚上睡不着觉，脑子静不下来的，可以在额头点一点朱砂，点上之后晚上就能睡好一些，还可以将麦冬切成薄片，蘸点朱砂，贴在手上的神门穴上，这样也会促进神的回归，神回归之后，气才回归。

五、最好的养生

1.身体的八种状态

现实中，身体不外乎现有的八种状态：阴虚、阳虚、阴实、阳实、气滞、血瘀、气虚、血虚。任何病不外乎这十六个字，目前我们讲精气神的转换，精也好，气也好，神也好，不管什么病，总结归纳起来不外乎这十六个字。

现在我在任之堂门诊部看病的时候，诊断上就是这十六个字。我们前面讲过气虚，讲过血虚，因为气能生血，所以血虚的时候要从气虚来治，气虚的时候要从精亏来治。阴阳两虚才精亏，精是水火炼化的，肾阴肾阳同时虚才会精亏。当然不论是单纯阳虚还是单纯阴虚，都要补精，因为只有阴阳共同炼化才能产生精。

还有阴实、阳实，阳气不足的时候，阴气就会凝聚。阴实的患者普遍伴有阳虚，有阴实就阳虚，现在很多肿瘤患者都是这个情况。比如我前一阵子治了一个子宫肌瘤患者，直径 10 厘米的子宫肌瘤，医院建议做手术，子宫全切，患者想要保守治疗，我让她不要穿裙子，不要吃水果，不要吃鸡蛋，不要喝牛奶，早点睡觉，在这个基础上，我们通过扶阳药物给她治疗，患者吃了一个月，再复查，直径 10 厘米的肌瘤，只有 5 厘米了，小了一半。这就是把阳气扶起来，把阴实给化开了。

阴实必然阳虚，血瘀必定气滞，因为气能行血，所以看到血瘀就想到有气滞。有血虚，必定有阴虚。大家可能不好理解，这就像我们做稀饭，熬的稀饭很稠，搅不动，就像血瘀对不对？血瘀一定伴有阴虚，什么意思呢？就是煮稀饭的水放少了，阴性物质少了。所以我们治疗血瘀也要适当加补阴和补气的药。

比如心脏不好有血瘀，有血瘀就有气滞，所以治疗心脏病要行气，这时候还要养阴，还要补肾水，可以用川芎行气活血，用地黄来补水，这个血就化开了。不是看到血瘀就用三七，看到血虚就用阿胶和当归，这是错误的。看到血虚要想到补气，看到气虚要想到补精、补脾胃。

气是靠阳来推动的，所以看到气滞要想到阳虚，想到把阳气扶起来，气滞也就好起来了。大家不要见到肝郁就用玫瑰花、香附子来行气，气没有动力就没法运行，可以用熟地黄配肉桂补气行气，肉桂能补脾阳、肾阳，再配上熟地黄，阴阳调和，气化加强，自然肝郁就好些了，人体是一环套一环的。

2.治病最忌头痛医头，脚痛医脚

治病最大的忌讳就是见病治病，看到气虚去补气，看到血虚去补血，看到血瘀又活血，看到气滞就行气，看到阴虚就补阴，看到阳虚就扶阳，这是最容易犯的错误。因为它们是相互转化的，要把它们之间相互转化的关系搞清楚再治疗。不是头痛医头，脚痛医脚，看到血瘀吃三七，看到气虚补黄芪，这样还不如让患者在空气好的地方多呆会儿，吃点补肾的药，比如桂附地黄汤，肾阴补上了自然气就起来了。

3.合脚的鞋子就是最好的鞋子

最后跟大家稍微总结一下，也作为整个十二堂课的收尾。

精（形）气神三者要同时健康，我们身体才健康，不能孤立谈气，也不能孤立谈形或精，更不能孤立谈神，它们三者是相互转化的，要把这个体系搞清楚。

适合自己的养生就是最好的养生。

适合自己口味的菜，就是最好的菜，适合自己的配方就是最好的配方。就好像穿鞋子，合脚的鞋子就是最好的鞋子。这个还体现在很多方面，一个是适合身体方面的，一个是适合经济能力方面的，一个是适合生活习惯的，从各个角度去考虑，适合自己的才是最好的。

我们要向内求，把精、气、神三者养好，找一个最适合自己的养生方法，希望大家都能健康长寿。

｜养生问答｜

❓ 学生问：辟谷是不是很伤精？精亏的是不是应该避免辟谷？

老师答：辟谷有很多好处。辟谷可以把肠道瘀滞在里面的半成品消化掉，我们吃的很多食物，它是以半成品形式储存在肚子里的，所以肠道会有很多的半成品。痰浊（半成品）通过辟谷可以被气化，供身体使用。注意辟谷不能让你成为神仙，如果辟谷能让你成神仙，那天上的神仙就太多了。辟谷可以使人肠道清净，让人的脏腑之气更通透。辟谷时，人体要维系生命活动，会消耗肾精，因此，把握好度是关键。

? 学生问：孩子老是压力大，如何缓解一下呢？

老师答：小孩子压力大，把他带出去玩一玩，孩子是肝常有余，脾常不足，小孩子要学会给他疏肝，一个是补脾，一个是疏肝，这是两条。玩一玩，放松一下，学习不是关键问题，因为娃有健康的心理、健康的身体，才能为社会做贡献。就算考分再高，但悟性不高，就没有智慧，学的都是死知识，没用的。